Smerte Logbog

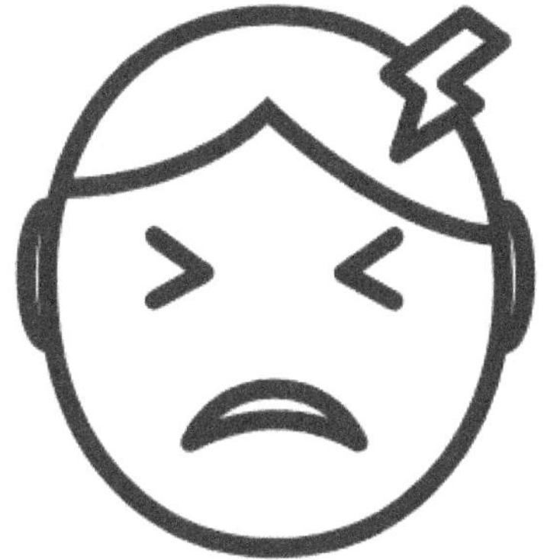

Denne bog hører til:

Premium logbog til registrering af dato, energi, aktivitet, søvn, smerteniveau/område, måltider og mange andre nyttige ting.

Smerte Logbog

Dato :-		Man	Tir	Ons	Tor	Fre	Lør	Søn

Smerteområde

Start	Slut

Varighed

Kropssted	
Foran	Bagved
Venstre	Højre

Alvorlighed

1	2	3	4	5	6	7	8	9	10

Start	Slut

Varighed

Kropssted	
Foran	Bagved
Venstre	Højre

Alvorlighed

1	2	3	4	5	6	7	8	9	10

Start	Slut

Varighed

Kropssted	
Foran	Bagved
Venstre	Højre

Alvorlighed

1	2	3	4	5	6	7	8	9	10

Energi

☆ ☆ ☆ ☆ ☆

Aktivitet

☆ ☆ ☆ ☆ ☆

Søvn

☆ ☆ ☆ ☆ ☆

Andre symptomer	Udløsere	Hjælpeforanstaltninger

Kommentarer

Smerte Logbog

Dato :-		Man	Tir	Ons	Tor	Fre	Lør	Søn

Smerteområde

Start	Slut

Varighed

Kropssted

Foran	Bagved
Venstre	Højre

Alvorlighed									
1	2	3	4	5	6	7	8	9	10

Start	Slut

Varighed

Kropssted

Foran	Bagved
Venstre	Højre

Alvorlighed									
1	2	3	4	5	6	7	8	9	10

Start	Slut

Varighed

Kropssted

Foran	Bagved
Venstre	Højre

Alvorlighed									
1	2	3	4	5	6	7	8	9	10

Energi

☆ ☆ ☆ ☆ ☆

Aktivitet

☆ ☆ ☆ ☆ ☆

Søvn

☆ ☆ ☆ ☆ ☆

Andre symptomer	Udløsere	Hjælpeforanstaltninger

Kommentarer

Smerte Logbog

Dato :-		Man	Tir	Ons	Tor	Fre	Lør	Søn

Smerteområde

Start	Slut
Varighed	

Kropssted	
Foran	Bagved
Venstre	Højre

Alvorlighed

1	2	3	4	5	6	7	8	9	10

Start	Slut
Varighed	

Kropssted	
Foran	Bagved
Venstre	Højre

Alvorlighed

1	2	3	4	5	6	7	8	9	10

Start	Slut
Varighed	

Kropssted	
Foran	Bagved
Venstre	Højre

Alvorlighed

1	2	3	4	5	6	7	8	9	10

Energi

☆ ☆ ☆ ☆ ☆

Aktivitet

☆ ☆ ☆ ☆ ☆

Søvn

☆ ☆ ☆ ☆ ☆

Andre symptomer	Udløsere	Hjælpeforanstaltninger

Kommentarer

Smerte Logbog

Dato :-		Man	Tir	Ons	Tor	Fre	Lør	Søn

Smerteområde

Start	Slut

Varighed

Kropssted

Foran	Bagved
Venstre	Højre

Alvorlighed									
1	2	3	4	5	6	7	8	9	10

Start	Slut

Varighed

Kropssted

Foran	Bagved
Venstre	Højre

Alvorlighed									
1	2	3	4	5	6	7	8	9	10

Start	Slut

Varighed

Kropssted

Foran	Bagved
Venstre	Højre

Alvorlighed									
1	2	3	4	5	6	7	8	9	10

Energi

☆ ☆ ☆ ☆ ☆

Aktivitet

☆ ☆ ☆ ☆ ☆

Søvn

☆ ☆ ☆ ☆ ☆

Andre symptomer	Udløsere	Hjælpeforanstaltninger

Kommentarer

Smerte Logbog

Dato :-		Man	Tir	Ons	Tor	Fre	Lør	Søn

Smerteområde

Start	Slut
Varighed	

Kropssted	
Foran	Bagved
Venstre	Højre

Alvorlighed

1	2	3	4	5	6	7	8	9	10

Start	Slut
Varighed	

Kropssted	
Foran	Bagved
Venstre	Højre

Alvorlighed

1	2	3	4	5	6	7	8	9	10

Start	Slut
Varighed	

Kropssted	
Foran	Bagved
Venstre	Højre

Alvorlighed

1	2	3	4	5	6	7	8	9	10

Energi

☆ ☆ ☆ ☆ ☆

Aktivitet

☆ ☆ ☆ ☆ ☆

Søvn

☆ ☆ ☆ ☆ ☆

Andre symptomer	Udløsere	Hjælpeforanstaltninger

Kommentarer

Smerte Logbog

Dato :-	Man	Tir	Ons	Tor	Fre	Lør	Søn

Smerteområde

Start	Slut

Varighed

Kropssted	
Foran	Bagved
Venstre	Højre

Alvorlighed									
1	2	3	4	5	6	7	8	9	10

Start	Slut

Varighed

Kropssted	
Foran	Bagved
Venstre	Højre

Alvorlighed									
1	2	3	4	5	6	7	8	9	10

Start	Slut

Varighed

Kropssted	
Foran	Bagved
Venstre	Højre

Alvorlighed									
1	2	3	4	5	6	7	8	9	10

Energi

☆ ☆ ☆ ☆ ☆

Aktivitet

☆ ☆ ☆ ☆ ☆

Søvn

☆ ☆ ☆ ☆ ☆

Andre symptomer	Udløsere	Hjælpeforanstaltninger

Kommentarer

Smerte Logbog

Dato :-		Man	Tir	Ons	Tor	Fre	Lør	Søn

Smerteområde

Start	Slut

Varighed

Kropssted	
Foran	Bagved
Venstre	Højre

Alvorlighed

1	2	3	4	5	6	7	8	9	10

Start	Slut

Varighed

Kropssted	
Foran	Bagved
Venstre	Højre

Alvorlighed

1	2	3	4	5	6	7	8	9	10

Start	Slut

Varighed

Kropssted	
Foran	Bagved
Venstre	Højre

Alvorlighed

1	2	3	4	5	6	7	8	9	10

Energi

☆ ☆ ☆ ☆ ☆

Aktivitet

☆ ☆ ☆ ☆ ☆

Søvn

☆ ☆ ☆ ☆ ☆

Andre symptomer	Udløsere	Hjælpeforanstaltninger

Kommentarer

Smerte Logbog

Dato :-		Man	Tir	Ons	Tor	Fre	Lør	Søn

Smerteområde

Start	Slut
Varighed	

Kropssted	
Foran	Bagved
Venstre	**Højre**

Alvorlighed									
1	2	3	4	5	6	7	8	9	10

Start	Slut
Varighed	

Kropssted	
Foran	Bagved
Venstre	Højre

Alvorlighed									
1	2	3	4	5	6	7	8	9	10

Start	Slut
Varighed	

Kropssted	
Foran	Bagved
Venstre	Højre

Alvorlighed									
1	2	3	4	5	6	7	8	9	10

Energi

☆ ☆ ☆ ☆ ☆

Aktivitet

☆ ☆ ☆ ☆ ☆

Søvn

☆ ☆ ☆ ☆ ☆

Andre symptomer	Udløsere	Hjælpeforanstaltninger

Kommentarer

Smerte Logbog

Dato :-		Man	Tir	Ons	Tor	Fre	Lør	Søn

Smerteområde

Start	Slut		Kropssted	
Varighed			Foran	Bagved
			Venstre	Højre

Alvorlighed

1	2	3	4	5	6	7	8	9	10

Start	Slut		Kropssted	
Varighed			Foran	Bagved
			Venstre	Højre

Alvorlighed

1	2	3	4	5	6	7	8	9	10

Start	Slut		Kropssted	
Varighed			Foran	Bagved
			Venstre	Højre

Alvorlighed

1	2	3	4	5	6	7	8	9	10

Energi

☆ ☆ ☆ ☆ ☆

Aktivitet

☆ ☆ ☆ ☆ ☆

Søvn

☆ ☆ ☆ ☆ ☆

Andre symptomer	Udløsere	Hjælpeforanstaltninger

Kommentarer

Smerte Logbog

Dato :-		Man	Tir	Ons	Tor	Fre	Lør	Søn

Smerteområde

Start	Slut

Varighed

Kropssted	
Foran	Bagved
Venstre	Højre

Alvorlighed

1	2	3	4	5	6	7	8	9	10

Start	Slut

Varighed

Kropssted	
Foran	Bagved
Venstre	Højre

Alvorlighed

1	2	3	4	5	6	7	8	9	10

Start	Slut

Varighed

Kropssted	
Foran	Bagved
Venstre	Højre

Alvorlighed

1	2	3	4	5	6	7	8	9	10

Energi
☆ ☆ ☆ ☆ ☆

Aktivitet
☆ ☆ ☆ ☆ ☆

Søvn
☆ ☆ ☆ ☆ ☆

Andre symptomer	Udløsere	Hjælpeforanstaltninger

Kommentarer

Smerte Logbog

Dato :-		Man	Tir	Ons	Tor	Fre	Lør	Søn

Smerteområde

Start	Slut	Kropssted	
		Foran	Bagved
Varighed		Venstre	Højre

Alvorlighed

1	2	3	4	5	6	7	8	9	10

Start	Slut	Kropssted	
		Foran	Bagved
Varighed		Venstre	Højre

Alvorlighed

1	2	3	4	5	6	7	8	9	10

Start	Slut	Kropssted	
		Foran	Bagved
Varighed		Venstre	Højre

Alvorlighed

1	2	3	4	5	6	7	8	9	10

Energi

☆ ☆ ☆ ☆ ☆

Aktivitet

☆ ☆ ☆ ☆ ☆

Søvn

☆ ☆ ☆ ☆ ☆

Andre symptomer	Udløsere	Hjælpeforanstaltninger

Kommentarer

Smerte Logbog

Dato :-		Man	Tir	Ons	Tor	Fre	Lør	Søn

Smerteområde

Start	Slut

Varighed

Kropssted

Foran	Bagved
Venstre	Højre

Alvorlighed

1	2	3	4	5	6	7	8	9	10

Start	Slut

Varighed

Kropssted

Foran	Bagved
Venstre	Højre

Alvorlighed

1	2	3	4	5	6	7	8	9	10

Start	Slut

Varighed

Kropssted

Foran	Bagved
Venstre	Højre

Alvorlighed

1	2	3	4	5	6	7	8	9	10

Energi

☆ ☆ ☆ ☆ ☆

Aktivitet

☆ ☆ ☆ ☆ ☆

Søvn

☆ ☆ ☆ ☆ ☆

Andre symptomer	Udløsere	Hjælpeforanstaltninger

Kommentarer

Smerte Logbog

Dato :-		Man	Tir	Ons	Tor	Fre	Lør	Søn

Smerteområde

Start	Slut

Varighed

Kropssted	
Foran	Bagved
Venstre	Højre

Alvorlighed									
1	2	3	4	5	6	7	8	9	10

Start	Slut

Varighed

Kropssted	
Foran	Bagved
Venstre	Højre

Alvorlighed									
1	2	3	4	5	6	7	8	9	10

Start	Slut

Varighed

Kropssted	
Foran	Bagved
Venstre	Højre

Alvorlighed									
1	2	3	4	5	6	7	8	9	10

Energi
☆ ☆ ☆ ☆ ☆

Aktivitet
☆ ☆ ☆ ☆ ☆

Søvn
☆ ☆ ☆ ☆ ☆

Andre symptomer	Udløsere	Hjælpeforanstaltninger

Kommentarer

Smerte Logbog

Dato :- | Man | Tir | Ons | Tor | Fre | Lør | Søn

Smerteområde

Start	Slut

Varighed

Kropssted	
Foran	Bagved
Venstre	Højre

Alvorlighed

1	2	3	4	5	6	7	8	9	10

Start	Slut

Varighed

Kropssted	
Foran	Bagved
Venstre	Højre

Alvorlighed

1	2	3	4	5	6	7	8	9	10

Start	Slut

Varighed

Kropssted	
Foran	Bagved
Venstre	Højre

Alvorlighed

1	2	3	4	5	6	7	8	9	10

Energi

☆ ☆ ☆ ☆ ☆

Aktivitet

☆ ☆ ☆ ☆ ☆

Søvn

☆ ☆ ☆ ☆ ☆

Andre symptomer	Udløsere	Hjælpeforanstaltninger

Kommentarer

Smerte Logbog

Dato :-		Man	Tir	Ons	Tor	Fre	Lør	Søn

Smerteområde

Start	Slut

Varighed

Kropssted

Foran	Bagved
Venstre	Højre

Alvorlighed

1	2	3	4	5	6	7	8	9	10

Start	Slut

Varighed

Kropssted

Foran	Bagved
Venstre	Højre

Alvorlighed

1	2	3	4	5	6	7	8	9	10

Start	Slut

Varighed

Kropssted

Foran	Bagved
Venstre	Højre

Alvorlighed

1	2	3	4	5	6	7	8	9	10

Energi

☆ ☆ ☆ ☆ ☆

Aktivitet

☆ ☆ ☆ ☆ ☆

Søvn

☆ ☆ ☆ ☆ ☆

Andre symptomer	Udløsere	Hjælpeforanstaltninger

Kommentarer

Smerte Logbog

Dato :-		Man	Tir	Ons	Tor	Fre	Lør	Søn

Smerteområde

Start	Slut
Varighed	

Kropssted	
Foran	Bagved
Venstre	Højre

Alvorlighed

1	2	3	4	5	6	7	8	9	10

Start	Slut
Varighed	

Kropssted	
Foran	Bagved
Venstre	Højre

Alvorlighed

1	2	3	4	5	6	7	8	9	10

Start	Slut
Varighed	

Kropssted	
Foran	Bagved
Venstre	Højre

Alvorlighed

1	2	3	4	5	6	7	8	9	10

Energi
☆ ☆ ☆ ☆ ☆

Aktivitet
☆ ☆ ☆ ☆ ☆

Søvn
☆ ☆ ☆ ☆ ☆

Andre symptomer	Udløsere	Hjælpeforanstaltninger

Kommentarer

Smerte Logbog

Dato :-		Man	Tir	Ons	Tor	Fre	Lør	Søn

Smerteområde

Start	Slut

Varighed

Kropssted

Foran	Bagved
Venstre	Højre

Alvorlighed

1	2	3	4	5	6	7	8	9	10

Start	Slut

Varighed

Kropssted

Foran	Bagved
Venstre	Højre

Alvorlighed

1	2	3	4	5	6	7	8	9	10

Start	Slut

Varighed

Kropssted

Foran	Bagved
Venstre	Højre

Alvorlighed

1	2	3	4	5	6	7	8	9	10

Energi

☆ ☆ ☆ ☆ ☆

Aktivitet

☆ ☆ ☆ ☆ ☆

Søvn

☆ ☆ ☆ ☆ ☆

Andre symptomer	Udløsere	Hjælpeforanstaltninger

Kommentarer

Smerte Logbog

Dato :-		Man	Tir	Ons	Tor	Fre	Lør	Søn

Smerteområde

Start	Slut

Varighed

Kropssted

Foran	Bagved
Venstre	Højre

Alvorlighed

1	2	3	4	5	6	7	8	9	10

Start	Slut

Varighed

Kropssted

Foran	Bagved
Venstre	Højre

Alvorlighed

1	2	3	4	5	6	7	8	9	10

Start	Slut

Varighed

Kropssted

Foran	Bagved
Venstre	Højre

Alvorlighed

1	2	3	4	5	6	7	8	9	10

Energi

☆ ☆ ☆ ☆ ☆

Aktivitet

☆ ☆ ☆ ☆ ☆

Søvn

☆ ☆ ☆ ☆ ☆

Andre symptomer	Udløsere	Hjælpeforanstaltninger

Kommentarer

Smerte Logbog

Dato :-		Man	Tir	Ons	Tor	Fre	Lør	Søn

Smerteområde

Start	Slut

Varighed

Kropssted

Foran	Bagved
Venstre	Højre

Alvorlighed

1	2	3	4	5	6	7	8	9	10

Start	Slut

Varighed

Kropssted

Foran	Bagved
Venstre	Højre

Alvorlighed

1	2	3	4	5	6	7	8	9	10

Start	Slut

Varighed

Kropssted

Foran	Bagved
Venstre	Højre

Alvorlighed

1	2	3	4	5	6	7	8	9	10

Energi

☆ ☆ ☆ ☆ ☆

Aktivitet

☆ ☆ ☆ ☆ ☆

Søvn

☆ ☆ ☆ ☆ ☆

Andre symptomer	Udløsere	Hjælpeforanstaltninger

Kommentarer

Smerte Logbog

Dato :-		Man	Tir	Ons	Tor	Fre	Lør	Søn

Smerteområde

Start	Slut

Varighed

Kropssted

Foran	Bagved
Venstre	Højre

Alvorlighed									
1	2	3	4	5	6	7	8	9	10

Start	Slut

Varighed

Kropssted

Foran	Bagved
Venstre	Højre

Alvorlighed									
1	2	3	4	5	6	7	8	9	10

Start	Slut

Varighed

Kropssted

Foran	Bagved
Venstre	Højre

Alvorlighed									
1	2	3	4	5	6	7	8	9	10

Energi
☆ ☆ ☆ ☆ ☆

Aktivitet
☆ ☆ ☆ ☆ ☆

Søvn
☆ ☆ ☆ ☆ ☆

Andre symptomer	Udløsere	Hjælpeforanstaltninger

Kommentarer

Smerte Logbog

Dato :-		Man	Tir	Ons	Tor	Fre	Lør	Søn

Smerteområde

Start	Slut

Varighed

Kropssted	
Foran	Bagved
Venstre	Højre

Alvorlighed

1	2	3	4	5	6	7	8	9	10

Start	Slut

Varighed

Kropssted	
Foran	Bagved
Venstre	Højre

Alvorlighed

1	2	3	4	5	6	7	8	9	10

Start	Slut

Varighed

Kropssted	
Foran	Bagved
Venstre	Højre

Alvorlighed

1	2	3	4	5	6	7	8	9	10

Energi

☆ ☆ ☆ ☆ ☆

Aktivitet

☆ ☆ ☆ ☆ ☆

Søvn

☆ ☆ ☆ ☆ ☆

Andre symptomer	Udløsere	Hjælpeforanstaltninger

Kommentarer

Smerte Logbog

Dato :-

Man	Tir	Ons	Tor	Fre	Lør	Søn

Smerteområde

Start	Slut

Varighed

Kropssted

Foran	Bagved
Venstre	Højre

Alvorlighed									
1	2	3	4	5	6	7	8	9	10

Start	Slut

Varighed

Kropssted

Foran	Bagved
Venstre	Højre

Alvorlighed									
1	2	3	4	5	6	7	8	9	10

Start	Slut

Varighed

Kropssted

Foran	Bagved
Venstre	Højre

Alvorlighed									
1	2	3	4	5	6	7	8	9	10

Energi

☆ ☆ ☆ ☆ ☆

Aktivitet

☆ ☆ ☆ ☆ ☆

Søvn

☆ ☆ ☆ ☆ ☆

Andre symptomer	Udløsere	Hjælpeforanstaltninger

Kommentarer

Smerte Logbog

Dato :-		Man	Tir	Ons	Tor	Fre	Lør	Søn

Smerteområde

Start	Slut
Varighed	

Kropssted	
Foran	Bagved
Venstre	Højre

Alvorlighed

1	2	3	4	5	6	7	8	9	10

Start	Slut
Varighed	

Kropssted	
Foran	Bagved
Venstre	Højre

Alvorlighed

1	2	3	4	5	6	7	8	9	10

Start	Slut
Varighed	

Kropssted	
Foran	Bagved
Venstre	Højre

Alvorlighed

1	2	3	4	5	6	7	8	9	10

Energi

☆ ☆ ☆ ☆ ☆

Aktivitet

☆ ☆ ☆ ☆ ☆

Søvn

☆ ☆ ☆ ☆ ☆

Andre symptomer	Udløsere	Hjælpeforanstaltninger

Kommentarer

Smerte Logbog

Dato :-		Man	Tir	Ons	Tor	Fre	Lør	Søn

Smerteområde

Start	Slut

Varighed

Kropssted

Foran	Bagved
Venstre	Højre

Alvorlighed									
1	2	3	4	5	6	7	8	9	10

Start	Slut

Varighed

Kropssted

Foran	Bagved
Venstre	Højre

Alvorlighed									
1	2	3	4	5	6	7	8	9	10

Start	Slut

Varighed

Kropssted

Foran	Bagved
Venstre	Højre

Alvorlighed									
1	2	3	4	5	6	7	8	9	10

Energi

☆ ☆ ☆ ☆ ☆

Aktivitet

☆ ☆ ☆ ☆ ☆

Søvn

☆ ☆ ☆ ☆ ☆

Andre symptomer	Udløsere	Hjælpeforanstaltninger

Kommentarer

Smerte Logbog

Dato :-		Man	Tir	Ons	Tor	Fre	Lør	Søn

Smerteområde

Start	Slut

Varighed

Kropssted

Foran	Bagved
Venstre	Højre

Alvorlighed

1	2	3	4	5	6	7	8	9	10

Start	Slut

Varighed

Kropssted

Foran	Bagved
Venstre	Højre

Alvorlighed

1	2	3	4	5	6	7	8	9	10

Start	Slut

Varighed

Kropssted

Foran	Bagved
Venstre	Højre

Alvorlighed

1	2	3	4	5	6	7	8	9	10

Energi

☆ ☆ ☆ ☆ ☆

Aktivitet

☆ ☆ ☆ ☆ ☆

Søvn

☆ ☆ ☆ ☆ ☆

Andre symptomer	Udløsere	Hjælpeforanstaltninger

Kommentarer

Smerte Logbog

Dato :-		Man	Tir	Ons	Tor	Fre	Lør	Søn

Smerteområde

Start	Slut
Varighed	

Kropssted	
Foran	Bagved
Venstre	Højre

Alvorlighed									
1	2	3	4	5	6	7	8	9	10

Start	Slut
Varighed	

Kropssted	
Foran	Bagved
Venstre	Højre

Alvorlighed									
1	2	3	4	5	6	7	8	9	10

Start	Slut
Varighed	

Kropssted	
Foran	Bagved
Venstre	Højre

Alvorlighed									
1	2	3	4	5	6	7	8	9	10

Energi

☆ ☆ ☆ ☆ ☆

Aktivitet

☆ ☆ ☆ ☆ ☆

Søvn

☆ ☆ ☆ ☆ ☆

Andre symptomer	Udløsere	Hjælpeforanstaltninger

Kommentarer

Smerte Logbog

Dato :-		Man	Tir	Ons	Tor	Fre	Lør	Søn

Smerteområde

Start	Slut
Varighed	

Kropssted	
Foran	**Bagved**
Venstre	**Højre**

Alvorlighed									
1	2	3	4	5	6	7	8	9	10

Start	Slut
Varighed	

Kropssted	
Foran	**Bagved**
Venstre	**Højre**

Alvorlighed									
1	2	3	4	5	6	7	8	9	10

Start	Slut
Varighed	

Kropssted	
Foran	**Bagved**
Venstre	**Højre**

Alvorlighed									
1	2	3	4	5	6	7	8	9	10

Energi
☆ ☆ ☆ ☆ ☆

Aktivitet
☆ ☆ ☆ ☆ ☆

Søvn
☆ ☆ ☆ ☆ ☆

Andre symptomer	Udløsere	Hjælpeforanstaltninger

Kommentarer

Smerte Logbog

Dato :-		Man	Tir	Ons	Tor	Fre	Lør	Søn

Smerteområde

Start	Slut
Varighed	

Kropssted	
Foran	**Bagved**
Venstre	**Højre**

Alvorlighed									
1	2	3	4	5	6	7	8	9	10

Start	Slut
Varighed	

Kropssted	
Foran	**Bagved**
Venstre	**Højre**

Alvorlighed									
1	2	3	4	5	6	7	8	9	10

Start	Slut
Varighed	

Kropssted	
Foran	**Bagved**
Venstre	**Højre**

Alvorlighed									
1	2	3	4	5	6	7	8	9	10

Energi

☆ ☆ ☆ ☆ ☆

Aktivitet

☆ ☆ ☆ ☆ ☆

Søvn

☆ ☆ ☆ ☆ ☆

Andre symptomer	Udløsere	Hjælpeforanstaltninger

Kommentarer

Smerte Logbog

Dato :-		Man	Tir	Ons	Tor	Fre	Lør	Søn

Smerteområde

Start	Slut
Varighed	

Kropssted	
Foran	Bagved
Venstre	Højre

Alvorlighed									
1	2	3	4	5	6	7	8	9	10

Start	Slut
Varighed	

Kropssted	
Foran	Bagved
Venstre	Højre

Alvorlighed									
1	2	3	4	5	6	7	8	9	10

Start	Slut
Varighed	

Kropssted	
Foran	Bagved
Venstre	Højre

Alvorlighed									
1	2	3	4	5	6	7	8	9	10

Energi
☆ ☆ ☆ ☆ ☆

Aktivitet
☆ ☆ ☆ ☆ ☆

Søvn
☆ ☆ ☆ ☆ ☆

Andre symptomer	Udløsere	Hjælpeforanstaltninger

Kommentarer

Smerte Logbog

Dato :-		Man	Tir	Ons	Tor	Fre	Lør	Søn

Smerteområde

Start	Slut

Varighed

Kropssted

Foran	Bagved
Venstre	Højre

Alvorlighed

1	2	3	4	5	6	7	8	9	10

Start	Slut

Varighed

Kropssted

Foran	Bagved
Venstre	Højre

Alvorlighed

1	2	3	4	5	6	7	8	9	10

Start	Slut

Varighed

Kropssted

Foran	Bagved
Venstre	Højre

Alvorlighed

1	2	3	4	5	6	7	8	9	10

Energi

☆ ☆ ☆ ☆ ☆

Aktivitet

☆ ☆ ☆ ☆ ☆

Søvn

☆ ☆ ☆ ☆ ☆

Andre symptomer	Udløsere	Hjælpeforanstaltninger

Kommentarer

Smerte Logbog

Dato :-		Man	Tir	Ons	Tor	Fre	Lør	Søn

Smerteområde

Start	Slut
Varighed	

Kropssted	
Foran	**Bagved**
Venstre	**Højre**

Alvorlighed

1	2	3	4	5	6	7	8	9	10

Start	Slut
Varighed	

Kropssted	
Foran	**Bagved**
Venstre	**Højre**

Alvorlighed

1	2	3	4	5	6	7	8	9	10

Start	Slut
Varighed	

Kropssted	
Foran	**Bagved**
Venstre	**Højre**

Alvorlighed

1	2	3	4	5	6	7	8	9	10

Energi

☆ ☆ ☆ ☆ ☆

Aktivitet

☆ ☆ ☆ ☆ ☆

Søvn

☆ ☆ ☆ ☆ ☆

Andre symptomer	Udløsere	Hjælpeforanstaltninger

Kommentarer

Smerte Logbog

Dato :-		Man	Tir	Ons	Tor	Fre	Lør	Søn

Smerteområde

Start	Slut
Varighed	

Kropssted	
Foran	**Bagved**
Venstre	**Højre**

Alvorlighed									
1	2	3	4	5	6	7	8	9	10

Start	Slut
Varighed	

Kropssted	
Foran	**Bagved**
Venstre	**Højre**

Alvorlighed									
1	2	3	4	5	6	7	8	9	10

Start	Slut
Varighed	

Kropssted	
Foran	**Bagved**
Venstre	**Højre**

Alvorlighed									
1	2	3	4	5	6	7	8	9	10

Energi

☆ ☆ ☆ ☆ ☆

Aktivitet

☆ ☆ ☆ ☆ ☆

Søvn

☆ ☆ ☆ ☆ ☆

Andre symptomer	Udløsere	Hjælpeforanstaltninger

Kommentarer

Smerte Logbog

Dato :-		Man	Tir	Ons	Tor	Fre	Lør	Søn

Smerteområde

Start	Slut
Varighed	

Kropssted	
Foran	Bagved
Venstre	Højre

Alvorlighed

1	2	3	4	5	6	7	8	9	10

Start	Slut
Varighed	

Kropssted	
Foran	Bagved
Venstre	Højre

Alvorlighed

1	2	3	4	5	6	7	8	9	10

Start	Slut
Varighed	

Kropssted	
Foran	Bagved
Venstre	Højre

Alvorlighed

1	2	3	4	5	6	7	8	9	10

Energi

☆ ☆ ☆ ☆ ☆

Aktivitet

☆ ☆ ☆ ☆ ☆

Søvn

☆ ☆ ☆ ☆ ☆

Andre symptomer	Udløsere	Hjælpeforanstaltninger

Kommentarer

Smerte Logbog

Dato :-		Man	Tir	Ons	Tor	Fre	Lør	Søn

Smerteområde

Start	Slut
Varighed	

Kropssted	
Foran	Bagved
Venstre	**Højre**

Alvorlighed

1	2	3	4	5	6	7	8	9	10

Start	Slut
Varighed	

Kropssted	
Foran	Bagved
Venstre	**Højre**

Alvorlighed

1	2	3	4	5	6	7	8	9	10

Start	Slut
Varighed	

Kropssted	
Foran	Bagved
Venstre	**Højre**

Alvorlighed

1	2	3	4	5	6	7	8	9	10

Energi

☆ ☆ ☆ ☆ ☆

Aktivitet

☆ ☆ ☆ ☆ ☆

Søvn

☆ ☆ ☆ ☆ ☆

Andre symptomer	Udløsere	Hjælpeforanstaltninger

Kommentarer

Smerte Logbog

Dato :-		Man	Tir	Ons	Tor	Fre	Lør	Søn

Smerteområde

Start	Slut
Varighed	

Kropssted	
Foran	**Bagved**
Venstre	**Højre**

Alvorlighed									
1	2	3	4	5	6	7	8	9	10

Start	Slut
Varighed	

Kropssted	
Foran	**Bagved**
Venstre	**Højre**

Alvorlighed									
1	2	3	4	5	6	7	8	9	10

Start	Slut
Varighed	

Kropssted	
Foran	**Bagved**
Venstre	**Højre**

Alvorlighed									
1	2	3	4	5	6	7	8	9	10

Energi
☆ ☆ ☆ ☆ ☆

Aktivitet
☆ ☆ ☆ ☆ ☆

Søvn
☆ ☆ ☆ ☆ ☆

Andre symptomer	Udløsere	Hjælpeforanstaltninger

Kommentarer

Smerte Logbog

Dato :-		Man	Tir	Ons	Tor	Fre	Lør	Søn

Smerteområde

Start	Slut

Varighed

Kropssted

Foran	Bagved
Venstre	Højre

Alvorlighed									
1	2	3	4	5	6	7	8	9	10

Start	Slut

Varighed

Kropssted

Foran	Bagved
Venstre	Højre

Alvorlighed									
1	2	3	4	5	6	7	8	9	10

Start	Slut

Varighed

Kropssted

Foran	Bagved
Venstre	Højre

Alvorlighed									
1	2	3	4	5	6	7	8	9	10

Energi

☆ ☆ ☆ ☆ ☆

Aktivitet

☆ ☆ ☆ ☆ ☆

Søvn

☆ ☆ ☆ ☆ ☆

Andre symptomer	Udløsere	Hjælpeforanstaltninger

Kommentarer

Smerte Logbog

Dato :-		Man	Tir	Ons	Tor	Fre	Lør	Søn

Smerteområde

Start	Slut		Kropssted	
Varighed			Foran	Bagved
			Venstre	Højre

Alvorlighed

1	2	3	4	5	6	7	8	9	10

Start	Slut		Kropssted	
Varighed			Foran	Bagved
			Venstre	Højre

Alvorlighed

1	2	3	4	5	6	7	8	9	10

Start	Slut		Kropssted	
Varighed			Foran	Bagved
			Venstre	Højre

Alvorlighed

1	2	3	4	5	6	7	8	9	10

Energi

☆ ☆ ☆ ☆ ☆

Aktivitet

☆ ☆ ☆ ☆ ☆

Søvn

☆ ☆ ☆ ☆ ☆

Andre symptomer	Udløsere	Hjælpeforanstaltninger

Kommentarer

Smerte Logbog

Dato :-		Man	Tir	Ons	Tor	Fre	Lør	Søn

Smerteområde

Start	Slut

Varighed

Kropssted

Foran	Bagved
Venstre	Højre

Alvorlighed

1	2	3	4	5	6	7	8	9	10

Start	Slut

Varighed

Kropssted

Foran	Bagved
Venstre	Højre

Alvorlighed

1	2	3	4	5	6	7	8	9	10

Start	Slut

Varighed

Kropssted

Foran	Bagved
Venstre	Højre

Alvorlighed

1	2	3	4	5	6	7	8	9	10

Energi

☆ ☆ ☆ ☆ ☆

Aktivitet

☆ ☆ ☆ ☆ ☆

Søvn

☆ ☆ ☆ ☆ ☆

Andre symptomer	Udløsere	Hjælpeforanstaltninger

Kommentarer

Smerte Logbog

Dato :-		Man	Tir	Ons	Tor	Fre	Lør	Søn

Smerteområde

Start	Slut

Varighed

Kropssted	
Foran	Bagved
Venstre	Højre

Alvorlighed

1	2	3	4	5	6	7	8	9	10

Start	Slut

Varighed

Kropssted	
Foran	Bagved
Venstre	Højre

Alvorlighed

1	2	3	4	5	6	7	8	9	10

Start	Slut

Varighed

Kropssted	
Foran	Bagved
Venstre	Højre

Alvorlighed

1	2	3	4	5	6	7	8	9	10

Energi

☆ ☆ ☆ ☆ ☆

Aktivitet

☆ ☆ ☆ ☆ ☆

Søvn

☆ ☆ ☆ ☆ ☆

Andre symptomer	Udløsere	Hjælpeforanstaltninger

Kommentarer

Smerte Logbog

Dato :-		Man	Tir	Ons	Tor	Fre	Lør	Søn

Smerteområde

Start	Slut

Varighed

Kropssted

Foran	Bagved
Venstre	**Højre**

Alvorlighed									
1	2	3	4	5	6	7	8	9	10

Start	Slut

Varighed

Kropssted

Foran	Bagved
Venstre	**Højre**

Alvorlighed									
1	2	3	4	5	6	7	8	9	10

Start	Slut

Varighed

Kropssted

Foran	Bagved
Venstre	**Højre**

Alvorlighed									
1	2	3	4	5	6	7	8	9	10

Energi

☆ ☆ ☆ ☆ ☆

Aktivitet

☆ ☆ ☆ ☆ ☆

Søvn

☆ ☆ ☆ ☆ ☆

Andre symptomer	Udløsere	Hjælpeforanstaltninger

Kommentarer

Smerte Logbog

Dato :-		Man	Tir	Ons	Tor	Fre	Lør	Søn

Smerteområde

Start	Slut
Varighed	

Kropssted	
Foran	Bagved
Venstre	Højre

Alvorlighed									
1	2	3	4	5	6	7	8	9	10

Start	Slut
Varighed	

Kropssted	
Foran	Bagved
Venstre	Højre

Alvorlighed									
1	2	3	4	5	6	7	8	9	10

Start	Slut
Varighed	

Kropssted	
Foran	Bagved
Venstre	Højre

Alvorlighed									
1	2	3	4	5	6	7	8	9	10

Energi
☆ ☆ ☆ ☆ ☆

Aktivitet
☆ ☆ ☆ ☆ ☆

Søvn
☆ ☆ ☆ ☆ ☆

Andre symptomer	Udløsere	Hjælpeforanstaltninger

Kommentarer

Smerte Logbog

<table>
<tr><td>Dato :-</td><td>Man</td><td>Tir</td><td>Ons</td><td>Tor</td><td>Fre</td><td>Lør</td><td>Søn</td></tr>
</table>

Smerteområde

Start	Slut
Varighed	

Kropssted	
Foran	**Bagved**
Venstre	**Højre**

Alvorlighed

1	2	3	4	5	6	7	8	9	10

Start	Slut
Varighed	

Kropssted	
Foran	**Bagved**
Venstre	**Højre**

Alvorlighed

1	2	3	4	5	6	7	8	9	10

Start	Slut
Varighed	

Kropssted	
Foran	**Bagved**
Venstre	**Højre**

Alvorlighed

1	2	3	4	5	6	7	8	9	10

Energi

☆ ☆ ☆ ☆ ☆

Aktivitet

☆ ☆ ☆ ☆ ☆

Søvn

☆ ☆ ☆ ☆ ☆

Andre symptomer	Udløsere	Hjælpeforanstaltninger

Kommentarer

Smerte Logbog

Dato :-		Man	Tir	Ons	Tor	Fre	Lør	Søn

Smerteområde

Start	Slut	Kropssted	
Varighed		Foran	Bagved
		Venstre	Højre

Alvorlighed									
1	2	3	4	5	6	7	8	9	10

Start	Slut	Kropssted	
Varighed		Foran	Bagved
		Venstre	Højre

Alvorlighed									
1	2	3	4	5	6	7	8	9	10

Start	Slut	Kropssted	
Varighed		Foran	Bagved
		Venstre	Højre

Alvorlighed									
1	2	3	4	5	6	7	8	9	10

Energi

☆ ☆ ☆ ☆ ☆

Aktivitet

☆ ☆ ☆ ☆ ☆

Søvn

☆ ☆ ☆ ☆ ☆

Andre symptomer	Udløsere	Hjælpeforanstaltninger

Kommentarer

Smerte Logbog

Dato :-		Man	Tir	Ons	Tor	Fre	Lør	Søn

Smerteområde

Start	Slut

Varighed

Kropssted	
Foran	Bagved
Venstre	Højre

Alvorlighed									
1	2	3	4	5	6	7	8	9	10

Start	Slut

Varighed

Kropssted	
Foran	Bagved
Venstre	Højre

Alvorlighed									
1	2	3	4	5	6	7	8	9	10

Start	Slut

Varighed

Kropssted	
Foran	Bagved
Venstre	Højre

Alvorlighed									
1	2	3	4	5	6	7	8	9	10

Energi

☆ ☆ ☆ ☆ ☆

Aktivitet

☆ ☆ ☆ ☆ ☆

Søvn

☆ ☆ ☆ ☆ ☆

Andre symptomer	Udløsere	Hjælpeforanstaltninger

Kommentarer

Smerte Logbog

Dato :-		Man	Tir	Ons	Tor	Fre	Lør	Søn

Smerteområde

Start	Slut
Varighed	

Kropssted	
Foran	**Bagved**
Venstre	**Højre**

Alvorlighed

1	2	3	4	5	6	7	8	9	10

Start	Slut
Varighed	

Kropssted	
Foran	**Bagved**
Venstre	**Højre**

Alvorlighed

1	2	3	4	5	6	7	8	9	10

Start	Slut
Varighed	

Kropssted	
Foran	**Bagved**
Venstre	**Højre**

Alvorlighed

1	2	3	4	5	6	7	8	9	10

Energi

☆ ☆ ☆ ☆ ☆

Aktivitet

☆ ☆ ☆ ☆ ☆

Søvn

☆ ☆ ☆ ☆ ☆

Andre symptomer	Udløsere	Hjælpeforanstaltninger

Kommentarer

Smerte Logbog

Dato :-	Man	Tir	Ons	Tor	Fre	Lør	Søn

Smerteområde

Start	Slut		Kropssted	
Varighed			Foran	Bagved
			Venstre	Højre

Alvorlighed

1	2	3	4	5	6	7	8	9	10

Start	Slut		Kropssted	
Varighed			Foran	Bagved
			Venstre	Højre

Alvorlighed

1	2	3	4	5	6	7	8	9	10

Start	Slut		Kropssted	
Varighed			Foran	Bagved
			Venstre	Højre

Alvorlighed

1	2	3	4	5	6	7	8	9	10

Energi

☆ ☆ ☆ ☆ ☆

Aktivitet

☆ ☆ ☆ ☆ ☆

Søvn

☆ ☆ ☆ ☆ ☆

Andre symptomer	Udløsere	Hjælpeforanstaltninger

Kommentarer

Smerte Logbog

Dato :-	Man	Tir	Ons	Tor	Fre	Lør	Søn

Smerteområde

Start	Slut

Varighed

Kropssted	
Foran	Bagved
Venstre	Højre

Alvorlighed

1	2	3	4	5	6	7	8	9	10

Start	Slut

Varighed

Kropssted	
Foran	Bagved
Venstre	Højre

Alvorlighed

1	2	3	4	5	6	7	8	9	10

Start	Slut

Varighed

Kropssted	
Foran	Bagved
Venstre	Højre

Alvorlighed

1	2	3	4	5	6	7	8	9	10

Energi

☆ ☆ ☆ ☆ ☆

Aktivitet

☆ ☆ ☆ ☆ ☆

Søvn

☆ ☆ ☆ ☆ ☆

Andre symptomer	Udløsere	Hjælpeforanstaltninger

Kommentarer

Smerte Logbog

Dato :-		Man	Tir	Ons	Tor	Fre	Lør	Søn

Smerteområde

Start	Slut

Varighed

Kropssted	
Foran	Bagved
Venstre	Højre

Alvorlighed

1	2	3	4	5	6	7	8	9	10

Start	Slut

Varighed

Kropssted	
Foran	Bagved
Venstre	Højre

Alvorlighed

1	2	3	4	5	6	7	8	9	10

Start	Slut

Varighed

Kropssted	
Foran	Bagved
Venstre	Højre

Alvorlighed

1	2	3	4	5	6	7	8	9	10

Energi

☆ ☆ ☆ ☆ ☆

Aktivitet

☆ ☆ ☆ ☆ ☆

Søvn

☆ ☆ ☆ ☆ ☆

Andre symptomer	Udløsere	Hjælpeforanstaltninger

Kommentarer

Smerte Logbog

Dato :-		Man	Tir	Ons	Tor	Fre	Lør	Søn

Smerteområde

Start	Slut

Varighed

Kropssted

Foran	Bagved
Venstre	Højre

Alvorlighed

1	2	3	4	5	6	7	8	9	10

Start	Slut

Varighed

Kropssted

Foran	Bagved
Venstre	Højre

Alvorlighed

1	2	3	4	5	6	7	8	9	10

Start	Slut

Varighed

Kropssted

Foran	Bagved
Venstre	Højre

Alvorlighed

1	2	3	4	5	6	7	8	9	10

Energi

☆ ☆ ☆ ☆ ☆

Aktivitet

☆ ☆ ☆ ☆ ☆

Søvn

☆ ☆ ☆ ☆ ☆

Andre symptomer	Udløsere	Hjælpeforanstaltninger

Kommentarer

Smerte Logbog

Dato :-		Man	Tir	Ons	Tor	Fre	Lør	Søn

Smerteområde

Start	Slut

Varighed

Kropssted

Foran	Bagved
Venstre	Højre

Alvorlighed									
1	2	3	4	5	6	7	8	9	10

Start	Slut

Varighed

Kropssted

Foran	Bagved
Venstre	Højre

Alvorlighed									
1	2	3	4	5	6	7	8	9	10

Start	Slut

Varighed

Kropssted

Foran	Bagved
Venstre	Højre

Alvorlighed									
1	2	3	4	5	6	7	8	9	10

Energi

☆ ☆ ☆ ☆ ☆

Aktivitet

☆ ☆ ☆ ☆ ☆

Søvn

☆ ☆ ☆ ☆ ☆

Andre symptomer	Udløsere	Hjælpeforanstaltninger

Kommentarer

Smerte Logbog

Dato :-	Man	Tir	Ons	Tor	Fre	Lør	Søn

Smerteområde

Start	Slut

Varighed

Kropssted	
Foran	Bagved
Venstre	Højre

Alvorlighed

1	2	3	4	5	6	7	8	9	10

Start	Slut

Varighed

Kropssted	
Foran	Bagved
Venstre	Højre

Alvorlighed

1	2	3	4	5	6	7	8	9	10

Start	Slut

Varighed

Kropssted	
Foran	Bagved
Venstre	Højre

Alvorlighed

1	2	3	4	5	6	7	8	9	10

Energi

☆ ☆ ☆ ☆ ☆

Aktivitet

☆ ☆ ☆ ☆ ☆

Søvn

☆ ☆ ☆ ☆ ☆

Andre symptomer	Udløsere	Hjælpeforanstaltninger

Kommentarer

Smerte Logbog

Dato :-		Man	Tir	Ons	Tor	Fre	Lør	Søn

Smerteområde

Start	Slut

Varighed

Kropssted	
Foran	Bagved
Venstre	Højre

Alvorlighed

1	2	3	4	5	6	7	8	9	10

Start	Slut

Varighed

Kropssted	
Foran	Bagved
Venstre	Højre

Alvorlighed

1	2	3	4	5	6	7	8	9	10

Start	Slut

Varighed

Kropssted	
Foran	Bagved
Venstre	Højre

Alvorlighed

1	2	3	4	5	6	7	8	9	10

Energi

☆ ☆ ☆ ☆ ☆

Aktivitet

☆ ☆ ☆ ☆ ☆

Søvn

☆ ☆ ☆ ☆ ☆

Andre symptomer	Udløsere	Hjælpeforanstaltninger

Kommentarer

Smerte Logbog

Dato :-	Man	Tir	Ons	Tor	Fre	Lør	Søn

Smerteområde

Start	Slut

Varighed

Kropssted

Foran	Bagved
Venstre	Højre

Alvorlighed

1	2	3	4	5	6	7	8	9	10

Start	Slut

Varighed

Kropssted

Foran	Bagved
Venstre	Højre

Alvorlighed

1	2	3	4	5	6	7	8	9	10

Start	Slut

Varighed

Kropssted

Foran	Bagved
Venstre	Højre

Alvorlighed

1	2	3	4	5	6	7	8	9	10

Energi

☆ ☆ ☆ ☆ ☆

Aktivitet

☆ ☆ ☆ ☆ ☆

Søvn

☆ ☆ ☆ ☆ ☆

Andre symptomer	Udløsere	Hjælpeforanstaltninger

Kommentarer

Smerte Logbog

Dato :-		Man	Tir	Ons	Tor	Fre	Lør	Søn

Smerteområde

Start	Slut		Kropssted	
Varighed			Foran	Bagved
			Venstre	Højre

Alvorlighed									
1	2	3	4	5	6	7	8	9	10

Start	Slut		Kropssted	
Varighed			Foran	Bagved
			Venstre	Højre

Alvorlighed									
1	2	3	4	5	6	7	8	9	10

Start	Slut		Kropssted	
Varighed			Foran	Bagved
			Venstre	Højre

Alvorlighed									
1	2	3	4	5	6	7	8	9	10

Energi

☆ ☆ ☆ ☆ ☆

Aktivitet

☆ ☆ ☆ ☆ ☆

Søvn

☆ ☆ ☆ ☆ ☆

Andre symptomer	Udløsere	Hjælpeforanstaltninger

Kommentarer

Smerte Logbog

Dato :-		Man	Tir	Ons	Tor	Fre	Lør	Søn

Smerteområde

Start	Slut

Varighed

Kropssted

Foran	Bagved
Venstre	Højre

Alvorlighed

1	2	3	4	5	6	7	8	9	10

Start	Slut

Varighed

Kropssted

Foran	Bagved
Venstre	Højre

Alvorlighed

1	2	3	4	5	6	7	8	9	10

Start	Slut

Varighed

Kropssted

Foran	Bagved
Venstre	Højre

Alvorlighed

1	2	3	4	5	6	7	8	9	10

Energi

☆ ☆ ☆ ☆ ☆

Aktivitet

☆ ☆ ☆ ☆ ☆

Søvn

☆ ☆ ☆ ☆ ☆

Andre symptomer	Udløsere	Hjælpeforanstaltninger

Kommentarer

Smerte Logbog

Dato :-	Man	Tir	Ons	Tor	Fre	Lør	Søn

Smerteområde

Start	Slut		Kropssted	
Varighed			Foran	Bagved
			Venstre	Højre

Alvorlighed

1	2	3	4	5	6	7	8	9	10

Start	Slut		Kropssted	
Varighed			Foran	Bagved
			Venstre	Højre

Alvorlighed

1	2	3	4	5	6	7	8	9	10

Start	Slut		Kropssted	
Varighed			Foran	Bagved
			Venstre	Højre

Alvorlighed

1	2	3	4	5	6	7	8	9	10

Energi

☆ ☆ ☆ ☆ ☆

Aktivitet

☆ ☆ ☆ ☆ ☆

Søvn

☆ ☆ ☆ ☆ ☆

Andre symptomer	Udløsere	Hjælpeforanstaltninger

Kommentarer

Smerte Logbog

Dato :-		Man	Tir	Ons	Tor	Fre	Lør	Søn

Smerteområde

Start	Slut

Varighed

Kropssted

Foran	Bagved
Venstre	Højre

Alvorlighed									
1	2	3	4	5	6	7	8	9	10

Start	Slut

Varighed

Kropssted

Foran	Bagved
Venstre	Højre

Alvorlighed									
1	2	3	4	5	6	7	8	9	10

Start	Slut

Varighed

Kropssted

Foran	Bagved
Venstre	Højre

Alvorlighed									
1	2	3	4	5	6	7	8	9	10

Energi
☆ ☆ ☆ ☆ ☆

Aktivitet
☆ ☆ ☆ ☆ ☆

Søvn
☆ ☆ ☆ ☆ ☆

Andre symptomer	Udløsere	Hjælpeforanstaltninger

Kommentarer

Smerte Logbog

Dato :-		Man	Tir	Ons	Tor	Fre	Lør	Søn

Smerteområde

Start	Slut

Varighed

Kropssted

Foran	Bagved
Venstre	Højre

Alvorlighed									
1	2	3	4	5	6	7	8	9	10

Start	Slut

Varighed

Kropssted

Foran	Bagved
Venstre	Højre

Alvorlighed									
1	2	3	4	5	6	7	8	9	10

Start	Slut

Varighed

Kropssted

Foran	Bagved
Venstre	Højre

Alvorlighed									
1	2	3	4	5	6	7	8	9	10

Energi
☆ ☆ ☆ ☆ ☆

Aktivitet
☆ ☆ ☆ ☆ ☆

Søvn
☆ ☆ ☆ ☆ ☆

Andre symptomer	Udløsere	Hjælpeforanstaltninger

Kommentarer

Smerte Logbog

Dato :-		Man	Tir	Ons	Tor	Fre	Lør	Søn

Smerteområde

Start	Slut
Varighed	

Kropssted	
Foran	**Bagved**
Venstre	**Højre**

Alvorlighed

1	2	3	4	5	6	7	8	9	10

Start	Slut
Varighed	

Kropssted	
Foran	**Bagved**
Venstre	**Højre**

Alvorlighed

1	2	3	4	5	6	7	8	9	10

Start	Slut
Varighed	

Kropssted	
Foran	**Bagved**
Venstre	**Højre**

Alvorlighed

1	2	3	4	5	6	7	8	9	10

Energi
☆ ☆ ☆ ☆ ☆

Aktivitet
☆ ☆ ☆ ☆ ☆

Søvn
☆ ☆ ☆ ☆ ☆

Andre symptomer	Udløsere	Hjælpeforanstaltninger

Kommentarer

Smerte Logbog

Dato :-		Man	Tir	Ons	Tor	Fre	Lør	Søn

Smerteområde

Start	Slut

Varighed

Kropssted	
Foran	Bagved
Venstre	Højre

Alvorlighed									
1	2	3	4	5	6	7	8	9	10

Start	Slut

Varighed

Kropssted	
Foran	Bagved
Venstre	Højre

Alvorlighed									
1	2	3	4	5	6	7	8	9	10

Start	Slut

Varighed

Kropssted	
Foran	Bagved
Venstre	Højre

Alvorlighed									
1	2	3	4	5	6	7	8	9	10

Energi
☆ ☆ ☆ ☆ ☆

Aktivitet
☆ ☆ ☆ ☆ ☆

Søvn
☆ ☆ ☆ ☆ ☆

Andre symptomer	Udløsere	Hjælpeforanstaltninger

Kommentarer

Smerte Logbog

Dato :-		Man	Tir	Ons	Tor	Fre	Lør	Søn

Smerteområde

Start	Slut
Varighed	

Kropssted	
Foran	Bagved
Venstre	Højre

Alvorlighed

1	2	3	4	5	6	7	8	9	10

Start	Slut
Varighed	

Kropssted	
Foran	Bagved
Venstre	Højre

Alvorlighed

1	2	3	4	5	6	7	8	9	10

Start	Slut
Varighed	

Kropssted	
Foran	Bagved
Venstre	Højre

Alvorlighed

1	2	3	4	5	6	7	8	9	10

Energi

☆ ☆ ☆ ☆ ☆

Aktivitet

★ ☆ ☆ ★ ☆

Søvn

☆ ☆ ☆ ☆ ☆

Andre symptomer	Udløsere	Hjælpeforanstaltninger

Kommentarer

Smerte Logbog

Dato :-		Man	Tir	Ons	Tor	Fre	Lør	Søn

Smerteområde

Start	Slut

Varighed

Kropssted	
Foran	Bagved
Venstre	Højre

Alvorlighed									
1	2	3	4	5	6	7	8	9	10

Start	Slut

Varighed

Kropssted	
Foran	Bagved
Venstre	Højre

Alvorlighed									
1	2	3	4	5	6	7	8	9	10

Start	Slut

Varighed

Kropssted	
Foran	Bagved
Venstre	Højre

Alvorlighed									
1	2	3	4	5	6	7	8	9	10

Energi

☆ ☆ ☆ ☆ ☆

Aktivitet

☆ ☆ ☆ ☆ ☆

Søvn

☆ ☆ ☆ ☆ ☆

Andre symptomer	Udløsere	Hjælpeforanstaltninger

Kommentarer

Smerte Logbog

Dato :-		Man	Tir	Ons	Tor	Fre	Lør	Søn

Smerteområde

Start	Slut		Kropssted	
Varighed			Foran	Bagved
			Venstre	Højre

Alvorlighed									
1	2	3	4	5	6	7	8	9	10

Start	Slut		Kropssted	
Varighed			Foran	Bagved
			Venstre	Højre

Alvorlighed									
1	2	3	4	5	6	7	8	9	10

Start	Slut		Kropssted	
Varighed			Foran	Bagved
			Venstre	Højre

Alvorlighed									
1	2	3	4	5	6	7	8	9	10

Energi
☆ ☆ ☆ ☆ ☆

Aktivitet
☆ ☆ ☆ ☆ ☆

Søvn
☆ ☆ ☆ ☆ ☆

Andre symptomer	Udløsere	Hjælpeforanstaltninger

Kommentarer

Smerte Logbog

Dato :-		Man	Tir	Ons	Tor	Fre	Lør	Søn

Smerteområde

Start	Slut

Varighed

Kropssted

Foran	Bagved
Venstre	Højre

Alvorlighed

1	2	3	4	5	6	7	8	9	10

Start	Slut

Varighed

Kropssted

Foran	Bagved
Venstre	Højre

Alvorlighed

1	2	3	4	5	6	7	8	9	10

Start	Slut

Varighed

Kropssted

Foran	Bagved
Venstre	Højre

Alvorlighed

1	2	3	4	5	6	7	8	9	10

Energi

☆ ☆ ☆ ☆ ☆

Aktivitet

☆ ☆ ☆ ☆ ☆

Søvn

☆ ☆ ☆ ☆ ☆

Andre symptomer	Udløsere	Hjælpeforanstaltninger

Kommentarer

Smerte Logbog

Dato :-		Man	Tir	Ons	Tor	Fre	Lør	Søn

Smerteområde

Start	Slut

Varighed

Kropssted

Foran	Bagved
Venstre	Højre

Alvorlighed

1	2	3	4	5	6	7	8	9	10

Start	Slut

Varighed

Kropssted

Foran	Bagved
Venstre	Højre

Alvorlighed

1	2	3	4	5	6	7	8	9	10

Start	Slut

Varighed

Kropssted

Foran	Bagved
Venstre	Højre

Alvorlighed

1	2	3	4	5	6	7	8	9	10

Energi

☆ ☆ ☆ ☆ ☆

Aktivitet

☆ ☆ ☆ ☆ ☆

Søvn

☆ ☆ ☆ ☆ ☆

Andre symptomer	Udløsere	Hjælpeforanstaltninger

Kommentarer

Smerte Logbog

Dato :-		Man	Tir	Ons	Tor	Fre	Lør	Søn

Smerteområde

Start	Slut

Varighed

Kropssted	
Foran	Bagved
Venstre	**Højre**

Alvorlighed									
1	2	3	4	5	6	7	8	9	10

Start	Slut

Varighed

Kropssted	
Foran	Bagved
Venstre	**Højre**

Alvorlighed									
1	2	3	4	5	6	7	8	9	10

Start	Slut

Varighed

Kropssted	
Foran	Bagved
Venstre	**Højre**

Alvorlighed									
1	2	3	4	5	6	7	8	9	10

Energi

☆ ☆ ☆ ☆ ☆

Aktivitet

☆ ☆ ☆ ☆ ☆

Søvn

☆ ☆ ☆ ☆ ☆

Andre symptomer	Udløsere	Hjælpeforanstaltninger

Kommentarer

Smerte Logbog

Dato :-		Man	Tir	Ons	Tor	Fre	Lør	Søn

Smerteområde

Start	Slut	Kropssted	
Varighed		Foran	Bagved
		Venstre	Højre

Alvorlighed

1	2	3	4	5	6	7	8	9	10

Start	Slut	Kropssted	
Varighed		Foran	Bagved
		Venstre	Højre

Alvorlighed

1	2	3	4	5	6	7	8	9	10

Start	Slut	Kropssted	
Varighed		Foran	Bagved
		Venstre	Højre

Alvorlighed

1	2	3	4	5	6	7	8	9	10

Energi
☆ ☆ ☆ ☆ ☆

Aktivitet
☆ ☆ ☆ ☆ ☆

Søvn
☆ ☆ ☆ ☆ ☆

Andre symptomer	Udløsere	Hjælpeforanstaltninger

Kommentarer

Smerte Logbog

<table>
<tr><td>Dato :-</td><td>Man</td><td>Tir</td><td>Ons</td><td>Tor</td><td>Fre</td><td>Lør</td><td>Søn</td></tr>
</table>

Smerteområde

Start	Slut
Varighed	

Kropssted	
Foran	Bagved
Venstre	Højre

Alvorlighed										
1	2	3	4	5	6	7	8	9	10

Start	Slut
Varighed	

Kropssted	
Foran	Bagved
Venstre	Højre

Alvorlighed										
1	2	3	4	5	6	7	8	9	10

Start	Slut
Varighed	

Kropssted	
Foran	Bagved
Venstre	Højre

Alvorlighed										
1	2	3	4	5	6	7	8	9	10

Energi

☆ ☆ ☆ ☆ ☆

Aktivitet

☆ ☆ ☆ ☆ ☆

Søvn

☆ ☆ ☆ ☆ ☆

Andre symptomer	Udløsere	Hjælpeforanstaltninger

Kommentarer

Smerte Logbog

Dato :-		Man	Tir	Ons	Tor	Fre	Lør	Søn

Smerteområde

Start	Slut
Varighed	

Kropssted	
Foran	Bagved
Venstre	Højre

Alvorlighed

1	2	3	4	5	6	7	8	9	10

Start	Slut
Varighed	

Kropssted	
Foran	Bagved
Venstre	Højre

Alvorlighed

1	2	3	4	5	6	7	8	9	10

Start	Slut
Varighed	

Kropssted	
Foran	Bagved
Venstre	Højre

Alvorlighed

1	2	3	4	5	6	7	8	9	10

Energi
☆ ☆ ☆ ☆ ☆

Aktivitet
☆ ☆ ☆ ☆ ☆

Søvn
☆ ☆ ☆ ☆ ☆

Andre symptomer	Udløsere	Hjælpeforanstaltninger

Kommentarer

Smerte Logbog

Dato :-		Man	Tir	Ons	Tor	Fre	Lør	Søn

Smerteområde

Start	Slut
Varighed	

Kropssted	
Foran	Bagved
Venstre	**Højre**

Alvorlighed										
1	2	3	4	5	6	7	8	9	10

Start	Slut
Varighed	

Kropssted	
Foran	Bagved
Venstre	**Højre**

Alvorlighed										
1	2	3	4	5	6	7	8	9	10

Start	Slut
Varighed	

Kropssted	
Foran	Bagved
Venstre	**Højre**

Alvorlighed										
1	2	3	4	5	6	7	8	9	10

Energi

☆ ☆ ☆ ☆ ☆

Aktivitet

☆ ☆ ☆ ☆ ☆

Søvn

☆ ☆ ☆ ☆ ☆

Andre symptomer	Udløsere	Hjælpeforanstaltninger

Kommentarer

Smerte Logbog

Dato :-	Man	Tir	Ons	Tor	Fre	Lør	Søn

Smerteområde

Start	Slut	Kropssted	
Varighed		Foran	Bagved
		Venstre	Højre

Alvorlighed

1	2	3	4	5	6	7	8	9	10

Start	Slut	Kropssted	
Varighed		Foran	Bagved
		Venstre	Højre

Alvorlighed

1	2	3	4	5	6	7	8	9	10

Start	Slut	Kropssted	
Varighed		Foran	Bagved
		Venstre	Højre

Alvorlighed

1	2	3	4	5	6	7	8	9	10

Energi

☆ ☆ ☆ ☆ ☆

Aktivitet

☆ ☆ ☆ ☆ ☆

Søvn

☆ ☆ ☆ ☆ ☆

Andre symptomer	Udløsere	Hjælpeforanstaltninger

Kommentarer

Smerte Logbog

<table>
<tr><td>Dato :-</td><td>Man</td><td>Tir</td><td>Ons</td><td>Tor</td><td>Fre</td><td>Lør</td><td>Søn</td></tr>
</table>

Smerteområde

Start	Slut

Varighed

Kropssted	
Foran	Bagved
Venstre	Højre

Alvorlighed

1	2	3	4	5	6	7	8	9	10

Start	Slut

Varighed

Kropssted	
Foran	Bagved
Venstre	Højre

Alvorlighed

1	2	3	4	5	6	7	8	9	10

Start	Slut

Varighed

Kropssted	
Foran	Bagved
Venstre	Højre

Alvorlighed

1	2	3	4	5	6	7	8	9	10

Energi

☆ ☆ ☆ ☆ ☆

Aktivitet

☆ ☆ ☆ ☆ ☆

Søvn

☆ ☆ ☆ ☆ ☆

Andre symptomer	Udløsere	Hjælpeforanstaltninger

Kommentarer

Smerte Logbog

Dato :-		Man	Tir	Ons	Tor	Fre	Lør	Søn

Smerteområde

Start	Slut

Varighed

Kropssted

Foran	Bagved
Venstre	Højre

Alvorlighed

1	2	3	4	5	6	7	8	9	10

Start	Slut

Varighed

Kropssted

Foran	Bagved
Venstre	Højre

Alvorlighed

1	2	3	4	5	6	7	8	9	10

Start	Slut

Varighed

Kropssted

Foran	Bagved
Venstre	Højre

Alvorlighed

1	2	3	4	5	6	7	8	9	10

Energi

☆ ☆ ☆ ☆ ☆

Aktivitet

☆ ☆ ☆ ☆ ☆

Søvn

☆ ☆ ☆ ☆ ☆

Andre symptomer	Udløsere	Hjælpeforanstaltninger

Kommentarer

Smerte Logbog

Dato :-		Man	Tir	Ons	Tor	Fre	Lør	Søn

Smerteområde

Start	Slut
Varighed	

Kropssted	
Foran	Bagved
Venstre	Højre

Alvorlighed

1	2	3	4	5	6	7	8	9	10

Start	Slut
Varighed	

Kropssted	
Foran	Bagved
Venstre	Højre

Alvorlighed

1	2	3	4	5	6	7	8	9	10

Start	Slut
Varighed	

Kropssted	
Foran	Bagved
Venstre	Højre

Alvorlighed

1	2	3	4	5	6	7	8	9	10

Energi

☆ ☆ ☆ ☆ ☆

Aktivitet

☆ ☆ ☆ ☆ ☆

Søvn

☆ ☆ ☆ ☆ ☆

Andre symptomer	Udløsere	Hjælpeforanstaltninger

Kommentarer

Smerte Logbog

Dato :-		Man	Tir	Ons	Tor	Fre	Lør	Søn

Smerteområde

Start	Slut

Varighed

Kropssted

Foran	Bagved
Venstre	Højre

Alvorlighed

1	2	3	4	5	6	7	8	9	10

Start	Slut

Varighed

Kropssted

Foran	Bagved
Venstre	Højre

Alvorlighed

1	2	3	4	5	6	7	8	9	10

Start	Slut

Varighed

Kropssted

Foran	Bagved
Venstre	Højre

Alvorlighed

1	2	3	4	5	6	7	8	9	10

Energi

☆ ☆ ☆ ☆ ☆

Aktivitet

☆ ☆ ☆ ☆ ☆

Søvn

☆ ☆ ☆ ☆ ☆

Andre symptomer	Udløsere	Hjælpeforanstaltninger

Kommentarer

Smerte Logbog

Dato :-

Man	Tir	Ons	Tor	Fre	Lør	Søn

Smerteområde

Start	Slut

Varighed

Kropssted

Foran	Bagved
Venstre	Højre

Alvorlighed

1	2	3	4	5	6	7	8	9	10

Start	Slut

Varighed

Kropssted

Foran	Bagved
Venstre	Højre

Alvorlighed

1	2	3	4	5	6	7	8	9	10

Start	Slut

Varighed

Kropssted

Foran	Bagved
Venstre	Højre

Alvorlighed

1	2	3	4	5	6	7	8	9	10

Energi

☆ ☆ ☆ ☆ ☆

Aktivitet

☆ ☆ ☆ ☆ ☆

Søvn

☆ ☆ ☆ ☆ ☆

Andre symptomer	Udløsere	Hjælpeforanstaltninger

Kommentarer

Smerte Logbog

Dato :-		Man	Tir	Ons	Tor	Fre	Lør	Søn

Smerteområde

Start	Slut
Varighed	

Kropssted	
Foran	Bagved
Venstre	Højre

Alvorlighed

1	2	3	4	5	6	7	8	9	10

Start	Slut
Varighed	

Kropssted	
Foran	Bagved
Venstre	Højre

Alvorlighed

1	2	3	4	5	6	7	8	9	10

Start	Slut
Varighed	

Kropssted	
Foran	Bagved
Venstre	Højre

Alvorlighed

1	2	3	4	5	6	7	8	9	10

Energi

☆ ☆ ☆ ☆ ☆

Aktivitet

☆ ☆ ☆ ☆ ☆

Søvn

☆ ☆ ☆ ☆ ☆

Andre symptomer	Udløsere	Hjælpeforanstaltninger

Kommentarer

Smerte Logbog

Dato :-		Man	Tir	Ons	Tor	Fre	Lør	Søn

Smerteområde

Start	Slut

Varighed

Kropssted

Foran	Bagved
Venstre	**Højre**

Alvorlighed

1	2	3	4	5	6	7	8	9	10

Start	Slut

Varighed

Kropssted

Foran	Bagved
Venstre	Højre

Alvorlighed

1	2	3	4	5	6	7	8	9	10

Start	Slut

Varighed

Kropssted

Foran	Bagved
Venstre	Højre

Alvorlighed

1	2	3	4	5	6	7	8	9	10

Energi
☆ ☆ ☆ ☆ ☆

Aktivitet
☆ ☆ ☆ ☆ ☆

Søvn
☆ ☆ ☆ ☆ ☆

Andre symptomer	Udløsere	Hjælpeforanstaltninger

Kommentarer

Smerte Logbog

Dato :-		Man	Tir	Ons	Tor	Fre	Lør	Søn

Smerteområde

Start	Slut	Kropssted	
Varighed		Foran	Bagved
		Venstre	Højre

Alvorlighed

1	2	3	4	5	6	7	8	9	10

Start	Slut	Kropssted	
Varighed		Foran	Bagved
		Venstre	Højre

Alvorlighed

1	2	3	4	5	6	7	8	9	10

Start	Slut	Kropssted	
Varighed		Foran	Bagved
		Venstre	Højre

Alvorlighed

1	2	3	4	5	6	7	8	9	10

Energi

☆ ☆ ☆ ☆ ☆

Aktivitet

☆ ☆ ☆ ☆ ☆

Søvn

☆ ☆ ☆ ☆ ☆

Andre symptomer	Udløsere	Hjælpeforanstaltninger

Kommentarer

Smerte Logbog

Dato :-		Man	Tir	Ons	Tor	Fre	Lør	Søn

Smerteområde

Start	Slut
Varighed	

Kropssted	
Foran	**Bagved**
Venstre	**Højre**

Alvorlighed									
1	2	3	4	5	6	7	8	9	10

Start	Slut
Varighed	

Kropssted	
Foran	**Bagved**
Venstre	**Højre**

Alvorlighed									
1	2	3	4	5	6	7	8	9	10

Start	Slut
Varighed	

Kropssted	
Foran	**Bagved**
Venstre	**Højre**

Alvorlighed									
1	2	3	4	5	6	7	8	9	10

Energi

☆ ☆ ☆ ☆ ☆

Aktivitet

☆ ☆ ☆ ☆ ☆

Søvn

☆ ☆ ☆ ☆ ☆

Andre symptomer	Udløsere	Hjælpeforanstaltninger

Kommentarer

Smerte Logbog

Dato :-		Man	Tir	Ons	Tor	Fre	Lør	Søn

Smerteområde

Start	Slut

Varighed

Kropssted

Foran	Bagved
Venstre	Højre

Alvorlighed

1	2	3	4	5	6	7	8	9	10

Start	Slut

Varighed

Kropssted

Foran	Bagved
Venstre	Højre

Alvorlighed

1	2	3	4	5	6	7	8	9	10

Start	Slut

Varighed

Kropssted

Foran	Bagved
Venstre	Højre

Alvorlighed

1	2	3	4	5	6	7	8	9	10

Energi

☆ ☆ ☆ ☆ ☆

Aktivitet

☆ ☆ ☆ ☆ ☆

Søvn

☆ ☆ ☆ ☆ ☆

Andre symptomer	Udløsere	Hjælpeforanstaltninger

Kommentarer

Smerte Logbog

Dato :-		Man	Tir	Ons	Tor	Fre	Lør	Søn

Smerteområde

Start	Slut		Kropssted	
Varighed			Foran	Bagved
			Venstre	Højre

Alvorlighed									
1	2	3	4	5	6	7	8	9	10

Start	Slut		Kropssted	
Varighed			Foran	Bagved
			Venstre	Højre

Alvorlighed									
1	2	3	4	5	6	7	8	9	10

Start	Slut		Kropssted	
Varighed			Foran	Bagved
			Venstre	Højre

Alvorlighed									
1	2	3	4	5	6	7	8	9	10

Energi
☆ ☆ ☆ ☆ ☆

Aktivitet
☆ ☆ ☆ ☆ ☆

Søvn
☆ ☆ ☆ ☆ ☆

Andre symptomer	Udløsere	Hjælpeforanstaltninger

Kommentarer

Smerte Logbog

Dato :-	Man	Tir	Ons	Tor	Fre	Lør	Søn

Smerteområde

Start	Slut
Varighed	

Kropssted	
Foran	Bagved
Venstre	Højre

Alvorlighed

1	2	3	4	5	6	7	8	9	10

Start	Slut
Varighed	

Kropssted	
Foran	Bagved
Venstre	Højre

Alvorlighed

1	2	3	4	5	6	7	8	9	10

Start	Slut
Varighed	

Kropssted	
Foran	Bagved
Venstre	Højre

Alvorlighed

1	2	3	4	5	6	7	8	9	10

Energi

☆ ☆ ☆ ☆ ☆

Aktivitet

★ ☆ ☆ ★ ☆

Søvn

☆ ☆ ☆ ☆ ☆

Andre symptomer	Udløsere	Hjælpeforanstaltninger

Kommentarer

Smerte Logbog

Dato :-		Man	Tir	Ons	Tor	Fre	Lør	Søn

Smerteområde

Start	Slut

Varighed

Kropssted

Foran	Bagved
Venstre	Højre

Alvorlighed									
1	2	3	4	5	6	7	8	9	10

Start	Slut

Varighed

Kropssted

Foran	Bagved
Venstre	Højre

Alvorlighed									
1	2	3	4	5	6	7	8	9	10

Start	Slut

Varighed

Kropssted

Foran	Bagved
Venstre	Højre

Alvorlighed									
1	2	3	4	5	6	7	8	9	10

Energi

☆ ☆ ☆ ☆ ☆

Aktivitet

☆ ☆ ☆ ☆ ☆

Søvn

☆ ☆ ☆ ☆ ☆

Andre symptomer	Udløsere	Hjælpeforanstaltninger

Kommentarer

Smerte Logbog

Dato :-		Man	Tir	Ons	Tor	Fre	Lør	Søn

Smerteområde

Start	Slut

Varighed

Kropssted

Foran	Bagved
Venstre	Højre

Alvorlighed

1	2	3	4	5	6	7	8	9	10

Start	Slut

Varighed

Kropssted

Foran	Bagved
Venstre	Højre

Alvorlighed

1	2	3	4	5	6	7	8	9	10

Start	Slut

Varighed

Kropssted

Foran	Bagved
Venstre	Højre

Alvorlighed

1	2	3	4	5	6	7	8	9	10

Energi

☆ ☆ ☆ ☆ ☆

Aktivitet

☆ ☆ ☆ ☆ ☆

Søvn

☆ ☆ ☆ ☆ ☆

Andre symptomer	Udløsere	Hjælpeforanstaltninger

Kommentarer

Smerte Logbog

Dato :-	Man	Tir	Ons	Tor	Fre	Lør	Søn

Smerteområde

Start	Slut

Varighed

Kropssted

Foran	Bagved
Venstre	Højre

Alvorlighed

1	2	3	4	5	6	7	8	9	10

Start	Slut

Varighed

Kropssted

Foran	Bagved
Venstre	Højre

Alvorlighed

1	2	3	4	5	6	7	8	9	10

Start	Slut

Varighed

Kropssted

Foran	Bagved
Venstre	Højre

Alvorlighed

1	2	3	4	5	6	7	8	9	10

Energi

☆ ☆ ☆ ☆ ☆

Aktivitet

☆ ☆ ☆ ☆ ☆

Søvn

☆ ☆ ☆ ☆ ☆

Andre symptomer	Udløsere	Hjælpeforanstaltninger

Kommentarer

Smerte Logbog

Dato :-		Man	Tir	Ons	Tor	Fre	Lør	Søn

Smerteområde

Start	Slut	Kropssted	
		Foran	Bagved
Varighed		Venstre	Højre

Alvorlighed

1	2	3	4	5	6	7	8	9	10

Start	Slut	Kropssted	
		Foran	Bagved
Varighed		Venstre	Højre

Alvorlighed

1	2	3	4	5	6	7	8	9	10

Start	Slut	Kropssted	
		Foran	Bagved
Varighed		Venstre	Højre

Alvorlighed

1	2	3	4	5	6	7	8	9	10

Energi

☆ ☆ ☆ ☆ ☆

Aktivitet

☆ ☆ ☆ ☆ ☆

Søvn

☆ ☆ ☆ ☆ ☆

Andre symptomer	Udløsere	Hjælpeforanstaltninger

Kommentarer

Smerte Logbog

Dato :-		Man	Tir	Ons	Tor	Fre	Lør	Søn

Smerteområde

Start	Slut

Varighed

Kropssted	
Foran	Bagved
Venstre	Højre

Alvorlighed									
1	2	3	4	5	6	7	8	9	10

Start	Slut

Varighed

Kropssted	
Foran	Bagved
Venstre	Højre

Alvorlighed									
1	2	3	4	5	6	7	8	9	10

Start	Slut

Varighed

Kropssted	
Foran	Bagved
Venstre	Højre

Alvorlighed									
1	2	3	4	5	6	7	8	9	10

Energi

☆ ☆ ☆ ☆ ☆

Aktivitet

☆ ☆ ☆ ☆ ☆

Søvn

☆ ☆ ☆ ☆ ☆

Andre symptomer	Udløsere	Hjælpeforanstaltninger

Kommentarer

Smerte Logbog

Dato :-		Man	Tir	Ons	Tor	Fre	Lør	Søn

Smerteområde

Start	Slut
Varighed	

Kropssted	
Foran	Bagved
Venstre	Højre

Alvorlighed

1	2	3	4	5	6	7	8	9	10

Start	Slut
Varighed	

Kropssted	
Foran	Bagved
Venstre	Højre

Alvorlighed

1	2	3	4	5	6	7	8	9	10

Start	Slut
Varighed	

Kropssted	
Foran	Bagved
Venstre	Højre

Alvorlighed

1	2	3	4	5	6	7	8	9	10

Energi

☆ ☆ ☆ ☆ ☆

Aktivitet

☆ ☆ ☆ ☆ ☆

Søvn

☆ ☆ ☆ ☆ ☆

Andre symptomer	Udløsere	Hjælpeforanstaltninger

Kommentarer

Smerte Logbog

<table>
<tr><td>Dato :-</td><td>Man</td><td>Tir</td><td>Ons</td><td>Tor</td><td>Fre</td><td>Lør</td><td>Søn</td></tr>
</table>

Smerteområde

Start	Slut

Varighed

Kropssted

Foran	Bagved
Venstre	Højre

Alvorlighed

1	2	3	4	5	6	7	8	9	10

Start	Slut

Varighed

Kropssted

Foran	Bagved
Venstre	Højre

Alvorlighed

1	2	3	4	5	6	7	8	9	10

Start	Slut

Varighed

Kropssted

Foran	Bagved
Venstre	Højre

Alvorlighed

1	2	3	4	5	6	7	8	9	10

Energi

☆ ☆ ☆ ☆ ☆

Aktivitet

☆ ☆ ☆ ☆ ☆

Søvn

☆ ☆ ☆ ☆ ☆

Andre symptomer	Udløsere	Hjælpeforanstaltninger

Kommentarer

Smerte Logbog

Dato :-		Man	Tir	Ons	Tor	Fre	Lør	Søn

Smerteområde

Start	Slut		Kropssted	
Varighed			Foran	Bagved
			Venstre	Højre

Alvorlighed

1	2	3	4	5	6	7	8	9	10

Start	Slut		Kropssted	
Varighed			Foran	Bagved
			Venstre	Højre

Alvorlighed

1	2	3	4	5	6	7	8	9	10

Start	Slut		Kropssted	
Varighed			Foran	Bagved
			Venstre	Højre

Alvorlighed

1	2	3	4	5	6	7	8	9	10

Energi
☆ ☆ ☆ ☆ ☆

Aktivitet
☆ ☆ ☆ ☆ ☆

Søvn
☆ ☆ ☆ ☆ ☆

Andre symptomer	Udløsere	Hjælpeforanstaltninger

Kommentarer

Smerte Logbog

Dato :-		Man	Tir	Ons	Tor	Fre	Lør	Søn

Smerteområde

Start	Slut

Varighed

Kropssted

Foran	Bagved
Venstre	Højre

Alvorlighed									
1	2	3	4	5	6	7	8	9	10

Start	Slut

Varighed

Kropssted

Foran	Bagved
Venstre	Højre

Alvorlighed									
1	2	3	4	5	6	7	8	9	10

Start	Slut

Varighed

Kropssted

Foran	Bagved
Venstre	Højre

Alvorlighed									
1	2	3	4	5	6	7	8	9	10

Energi

☆ ☆ ☆ ☆ ☆

Aktivitet

☆ ☆ ☆ ☆ ☆

Søvn

☆ ☆ ☆ ☆ ☆

Andre symptomer	Udløsere	Hjælpeforanstaltninger

Kommentarer

Smerte Logbog

Dato :-	Man	Tir	Ons	Tor	Fre	Lør	Søn

Smerteområde

Start	Slut	Kropssted	
Varighed		Foran	Bagved
		Venstre	Højre

Alvorlighed

1	2	3	4	5	6	7	8	9	10

Start	Slut	Kropssted	
Varighed		Foran	Bagved
		Venstre	Højre

Alvorlighed

1	2	3	4	5	6	7	8	9	10

Start	Slut	Kropssted	
Varighed		Foran	Bagved
		Venstre	Højre

Alvorlighed

1	2	3	4	5	6	7	8	9	10

Energi

☆ ☆ ☆ ☆ ☆

Aktivitet

☆ ☆ ☆ ☆ ☆

Søvn

☆ ☆ ☆ ☆ ☆

Andre symptomer	Udløsere	Hjælpeforanstaltninger

Kommentarer

Smerte Logbog

Dato :-		Man	Tir	Ons	Tor	Fre	Lør	Søn

Smerteområde

Start	Slut
Varighed	

Kropssted	
Foran	Bagved
Venstre	**Højre**

Alvorlighed									
1	2	3	4	5	6	7	8	9	10

Start	Slut
Varighed	

Kropssted	
Foran	Bagved
Venstre	Højre

Alvorlighed									
1	2	3	4	5	6	7	8	9	10

Start	Slut
Varighed	

Kropssted	
Foran	Bagved
Venstre	Højre

Alvorlighed									
1	2	3	4	5	6	7	8	9	10

Energi
☆ ☆ ☆ ☆ ☆

Aktivitet
☆ ☆ ☆ ☆ ☆

Søvn
☆ ☆ ☆ ☆ ☆

Andre symptomer	Udløsere	Hjælpeforanstaltninger

Kommentarer

Smerte Logbog

Dato :-			Man	Tir	Ons	Tor	Fre	Lør	Søn

Smerteområde

Start	Slut

Varighed

Kropssted

Foran	Bagved
Venstre	Højre

Alvorlighed

1	2	3	4	5	6	7	8	9	10

Start	Slut

Varighed

Kropssted

Foran	Bagved
Venstre	Højre

Alvorlighed

1	2	3	4	5	6	7	8	9	10

Start	Slut

Varighed

Kropssted

Foran	Bagved
Venstre	Højre

Alvorlighed

1	2	3	4	5	6	7	8	9	10

Energi

☆ ☆ ☆ ☆ ☆

Aktivitet

☆ ☆ ☆ ☆ ☆

Søvn

☆ ☆ ☆ ☆ ☆

Andre symptomer	Udløsere	Hjælpeforanstaltninger

Kommentarer

Smerte Logbog

Dato :-		Man	Tir	Ons	Tor	Fre	Lør	Søn

Smerteområde

Start	Slut

Varighed

Kropssted

Foran	Bagved
Venstre	Højre

Alvorlighed

1	2	3	4	5	6	7	8	9	10

Start	Slut

Varighed

Kropssted

Foran	Bagved
Venstre	Højre

Alvorlighed

1	2	3	4	5	6	7	8	9	10

Start	Slut

Varighed

Kropssted

Foran	Bagved
Venstre	Højre

Alvorlighed

1	2	3	4	5	6	7	8	9	10

Energi

☆ ☆ ☆ ☆ ☆

Aktivitet

☆ ☆ ☆ ☆ ☆

Søvn

☆ ☆ ☆ ☆ ☆

Andre symptomer	Udløsere	Hjælpeforanstaltninger

Kommentarer

Smerte Logbog

Dato :-	Man	Tir	Ons	Tor	Fre	Lør	Søn

Smerteområde

Start	Slut

Varighed

Kropssted

Foran	Bagved
Venstre	Højre

Alvorlighed

1	2	3	4	5	6	7	8	9	10

Start	Slut

Varighed

Kropssted

Foran	Bagved
Venstre	Højre

Alvorlighed

1	2	3	4	5	6	7	8	9	10

Start	Slut

Varighed

Kropssted

Foran	Bagved
Venstre	Højre

Alvorlighed

1	2	3	4	5	6	7	8	9	10

Energi

☆ ☆ ☆ ☆ ☆

Aktivitet

☆ ☆ ☆ ☆ ☆

Søvn

☆ ☆ ☆ ☆ ☆

Andre symptomer	Udløsere	Hjælpeforanstaltninger

Kommentarer

Smerte Logbog

Dato :-		Man	Tir	Ons	Tor	Fre	Lør	Søn

Smerteområde

Start	Slut

Varighed

Kropssted	
Foran	Bagved
Venstre	Højre

Alvorlighed									
1	2	3	4	5	6	7	8	9	10

Start	Slut

Varighed

Kropssted	
Foran	Bagved
Venstre	Højre

Alvorlighed									
1	2	3	4	5	6	7	8	9	10

Start	Slut

Varighed

Kropssted	
Foran	Bagved
Venstre	Højre

Alvorlighed									
1	2	3	4	5	6	7	8	9	10

Energi

☆ ☆ ☆ ☆ ☆

Aktivitet

☆ ☆ ☆ ☆ ☆

Søvn

☆ ☆ ☆ ☆ ☆

Andre symptomer	Udløsere	Hjælpeforanstaltninger

Kommentarer

Smerte Logbog

Dato :-		Man	Tir	Ons	Tor	Fre	Lør	Søn

Smerteområde

Start	Slut	Kropssted	
Varighed		Foran	Bagved
		Venstre	Højre

Alvorlighed									
1	2	3	4	5	6	7	8	9	10

Start	Slut	Kropssted	
Varighed		Foran	Bagved
		Venstre	Højre

Alvorlighed									
1	2	3	4	5	6	7	8	9	10

Start	Slut	Kropssted	
Varighed		Foran	Bagved
		Venstre	Højre

Alvorlighed									
1	2	3	4	5	6	7	8	9	10

Energi
☆ ☆ ☆ ☆ ☆

Aktivitet
☆ ☆ ☆ ☆ ☆

Søvn
☆ ☆ ☆ ☆ ☆

Andre symptomer	Udløsere	Hjælpeforanstaltninger

Kommentarer

Smerte Logbog

Dato :-		Man	Tir	Ons	Tor	Fre	Lør	Søn

Smerteområde

Start	Slut

Varighed

Kropssted

Foran	Bagved
Venstre	Højre

Alvorlighed

1	2	3	4	5	6	7	8	9	10

Start	Slut

Varighed

Kropssted

Foran	Bagved
Venstre	Højre

Alvorlighed

1	2	3	4	5	6	7	8	9	10

Start	Slut

Varighed

Kropssted

Foran	Bagved
Venstre	Højre

Alvorlighed

1	2	3	4	5	6	7	8	9	10

Energi

☆ ☆ ☆ ☆ ☆

Aktivitet

☆ ☆ ☆ ☆ ☆

Søvn

☆ ☆ ☆ ☆ ☆

Andre symptomer	Udløsere	Hjælpeforanstaltninger

Kommentarer

Smerte Logbog

Dato :-		Man	Tir	Ons	Tor	Fre	Lør	Søn

Smerteområde

Start	Slut	Kropssted	
Varighed		Foran	Bagved
		Venstre	Højre

Alvorlighed

1	2	3	4	5	6	7	8	9	10

Start	Slut	Kropssted	
Varighed		Foran	Bagved
		Venstre	Højre

Alvorlighed

1	2	3	4	5	6	7	8	9	10

Start	Slut	Kropssted	
Varighed		Foran	Bagved
		Venstre	Højre

Alvorlighed

1	2	3	4	5	6	7	8	9	10

Energi

☆ ☆ ☆ ☆ ☆

Aktivitet

☆ ☆ ☆ ☆ ☆

Søvn

☆ ☆ ☆ ☆ ☆

Andre symptomer	Udløsere	Hjælpeforanstaltninger

Kommentarer

Smerte Logbog

Dato :-		Man	Tir	Ons	Tor	Fre	Lør	Søn

Smerteområde

Start	Slut
Varighed	

Kropssted	
Foran	**Bagved**
Venstre	**Højre**

Alvorlighed

1	2	3	4	5	6	7	8	9	10

Start	Slut
Varighed	

Kropssted	
Foran	**Bagved**
Venstre	**Højre**

Alvorlighed

1	2	3	4	5	6	7	8	9	10

Start	Slut
Varighed	

Kropssted	
Foran	**Bagved**
Venstre	**Højre**

Alvorlighed

1	2	3	4	5	6	7	8	9	10

Energi

☆ ☆ ☆ ☆ ☆

Aktivitet

☆ ☆ ☆ ☆ ☆

Søvn

☆ ☆ ☆ ☆ ☆

Andre symptomer	Udløsere	Hjælpeforanstaltninger

Kommentarer

Smerte Logbog

Dato :-	Man	Tir	Ons	Tor	Fre	Lør	Søn

Smerteområde

Start	Slut

Varighed

Kropssted

Foran	Bagved
Venstre	Højre

Alvorlighed

1	2	3	4	5	6	7	8	9	10

Start	Slut

Varighed

Kropssted

Foran	Bagved
Venstre	Højre

Alvorlighed

1	2	3	4	5	6	7	8	9	10

Start	Slut

Varighed

Kropssted

Foran	Bagved
Venstre	Højre

Alvorlighed

1	2	3	4	5	6	7	8	9	10

Energi

☆ ☆ ☆ ☆ ☆

Aktivitet

☆ ☆ ☆ ☆ ☆

Søvn

☆ ☆ ☆ ☆ ☆

Andre symptomer	Udløsere	Hjælpeforanstaltninger

Kommentarer

Smerte Logbog

Dato :-		Man	Tir	Ons	Tor	Fre	Lør	Søn

Smerteområde

Start	Slut

Varighed

Kropssted

Foran	Bagved
Venstre	Højre

Alvorlighed

1	2	3	4	5	6	7	8	9	10

Start	Slut

Varighed

Kropssted

Foran	Bagved
Venstre	Højre

Alvorlighed

1	2	3	4	5	6	7	8	9	10

Start	Slut

Varighed

Kropssted

Foran	Bagved
Venstre	Højre

Alvorlighed

1	2	3	4	5	6	7	8	9	10

Energi

☆ ☆ ☆ ☆ ☆

Aktivitet

☆ ☆ ☆ ☆ ☆

Søvn

☆ ☆ ☆ ☆ ☆

Andre symptomer	Udløsere	Hjælpeforanstaltninger

Kommentarer

Smerte Logbog

Dato :-		Man	Tir	Ons	Tor	Fre	Lør	Søn

Smerteområde

Start	Slut
Varighed	

Kropssted	
Foran	Bagved
Venstre	Højre

Alvorlighed

1	2	3	4	5	6	7	8	9	10

Start	Slut
Varighed	

Kropssted	
Foran	Bagved
Venstre	Højre

Alvorlighed

1	2	3	4	5	6	7	8	9	10

Start	Slut
Varighed	

Kropssted	
Foran	Bagved
Venstre	Højre

Alvorlighed

1	2	3	4	5	6	7	8	9	10

Energi

☆ ☆ ☆ ☆ ☆

Aktivitet

☆ ☆ ☆ ☆ ☆

Søvn

☆ ☆ ☆ ☆ ☆

Andre symptomer	Udløsere	Hjælpeforanstaltninger

Kommentarer

Smerte Logbog

Dato :-		Man	Tir	Ons	Tor	Fre	Lør	Søn

Smerteområde

Start	Slut

Varighed

Kropssted

Foran	Bagved
Venstre	Højre

Alvorlighed

1	2	3	4	5	6	7	8	9	10

Start	Slut

Varighed

Kropssted

Foran	Bagved
Venstre	Højre

Alvorlighed

1	2	3	4	5	6	7	8	9	10

Start	Slut

Varighed

Kropssted

Foran	Bagved
Venstre	Højre

Alvorlighed

1	2	3	4	5	6	7	8	9	10

Energi

☆ ☆ ☆ ☆ ☆

Aktivitet

☆ ☆ ☆ ☆ ☆

Søvn

☆ ☆ ☆ ☆ ☆

Andre symptomer	Udløsere	Hjælpeforanstaltninger

Kommentarer

Smerte Logbog

Dato :-		Man	Tir	Ons	Tor	Fre	Lør	Søn

Smerteområde

Start	Slut

Varighed

Kropssted

Foran	Bagved
Venstre	Højre

Alvorlighed

1	2	3	4	5	6	7	8	9	10

Start	Slut

Varighed

Kropssted

Foran	Bagved
Venstre	Højre

Alvorlighed

1	2	3	4	5	6	7	8	9	10

Start	Slut

Varighed

Kropssted

Foran	Bagved
Venstre	Højre

Alvorlighed

1	2	3	4	5	6	7	8	9	10

Energi

☆ ☆ ☆ ☆ ☆

Aktivitet

☆ ☆ ☆ ☆ ☆

Søvn

☆ ☆ ☆ ☆ ☆

Andre symptomer	Udløsere	Hjælpeforanstaltninger

Kommentarer

Smerte Logbog

Dato :-		Man	Tir	Ons	Tor	Fre	Lør	Søn

Smerteområde

Start	Slut
Varighed	

Kropssted	
Foran	Bagved
Venstre	Højre

Alvorlighed

1	2	3	4	5	6	7	8	9	10

Start	Slut
Varighed	

Kropssted	
Foran	Bagved
Venstre	Højre

Alvorlighed

1	2	3	4	5	6	7	8	9	10

Start	Slut
Varighed	

Kropssted	
Foran	Bagved
Venstre	Højre

Alvorlighed

1	2	3	4	5	6	7	8	9	10

Energi

☆ ☆ ☆ ☆ ☆

Aktivitet

☆ ☆ ☆ ☆ ☆

Søvn

☆ ☆ ☆ ☆ ☆

Andre symptomer	Udløsere	Hjælpeforanstaltninger

Kommentarer

Smerte Logbog

Dato :-		Man	Tir	Ons	Tor	Fre	Lør	Søn

Smerteområde

Start	Slut

Varighed	

Kropssted	
Foran	Bagved
Venstre	Højre

Alvorlighed

1	2	3	4	5	6	7	8	9	10

Start	Slut

Varighed	

Kropssted	
Foran	Bagved
Venstre	Højre

Alvorlighed

1	2	3	4	5	6	7	8	9	10

Start	Slut

Varighed	

Kropssted	
Foran	Bagved
Venstre	Højre

Alvorlighed

1	2	3	4	5	6	7	8	9	10

Energi

☆ ☆ ☆ ☆ ☆

Aktivitet

☆ ☆ ☆ ☆ ☆

Søvn

☆ ☆ ☆ ☆ ☆

Andre symptomer	Udløsere	Hjælpeforanstaltninger

Kommentarer

Smerte Logbog

Dato :-		Man	Tir	Ons	Tor	Fre	Lør	Søn

Smerteområde

Start	Slut

Varighed

Kropssted	
Foran	**Bagved**
Venstre	**Højre**

Alvorlighed									
1	2	3	4	5	6	7	8	9	10

Start	Slut

Varighed

Kropssted	
Foran	**Bagved**
Venstre	**Højre**

Alvorlighed									
1	2	3	4	5	6	7	8	9	10

Start	Slut

Varighed

Kropssted	
Foran	**Bagved**
Venstre	**Højre**

Alvorlighed									
1	2	3	4	5	6	7	8	9	10

Energi

☆ ☆ ☆ ☆ ☆

Aktivitet

☆ ☆ ☆ ☆ ☆

Søvn

☆ ☆ ☆ ☆ ☆

Andre symptomer	Udløsere	Hjælpeforanstaltninger

Kommentarer

Smerte Logbog

Dato :-		Man	Tir	Ons	Tor	Fre	Lør	Søn

Smerteområde

Start	Slut
Varighed	

Kropssted	
Foran	Bagved
Venstre	Højre

Alvorlighed

1	2	3	4	5	6	7	8	9	10

Start	Slut
Varighed	

Kropssted	
Foran	Bagved
Venstre	Højre

Alvorlighed

1	2	3	4	5	6	7	8	9	10

Start	Slut
Varighed	

Kropssted	
Foran	Bagved
Venstre	Højre

Alvorlighed

1	2	3	4	5	6	7	8	9	10

Energi
☆ ☆ ☆ ☆ ☆

Aktivitet
☆ ☆ ☆ ☆ ☆

Søvn
☆ ☆ ☆ ☆ ☆

Andre symptomer	Udløsere	Hjælpeforanstaltninger

Kommentarer

Smerte Logbog

Dato :-		Man	Tir	Ons	Tor	Fre	Lør	Søn

Smerteområde

Start	Slut

Varighed

Kropssted

Foran	Bagved
Venstre	Højre

Alvorlighed

1	2	3	4	5	6	7	8	9	10

Start	Slut

Varighed

Kropssted

Foran	Bagved
Venstre	Højre

Alvorlighed

1	2	3	4	5	6	7	8	9	10

Start	Slut

Varighed

Kropssted

Foran	Bagved
Venstre	Højre

Alvorlighed

1	2	3	4	5	6	7	8	9	10

Energi

☆ ☆ ☆ ☆ ☆

Aktivitet

☆ ☆ ☆ ☆ ☆

Søvn

☆ ☆ ☆ ☆ ☆

Andre symptomer	Udløsere	Hjælpeforanstaltninger

Kommentarer

Smerte Logbog

Dato :-	Man	Tir	Ons	Tor	Fre	Lør	Søn

Smerteområde

Start	Slut

Varighed

Kropssted

Foran	Bagved
Venstre	Højre

Alvorlighed

1	2	3	4	5	6	7	8	9	10

Start	Slut

Varighed

Kropssted

Foran	Bagved
Venstre	Højre

Alvorlighed

1	2	3	4	5	6	7	8	9	10

Start	Slut

Varighed

Kropssted

Foran	Bagved
Venstre	Højre

Alvorlighed

1	2	3	4	5	6	7	8	9	10

Energi

☆ ☆ ☆ ☆ ☆

Aktivitet

☆ ☆ ☆ ☆ ☆

Søvn

☆ ☆ ☆ ☆ ☆

Andre symptomer	Udløsere	Hjælpeforanstaltninger

Kommentarer

Smerte Logbog

Dato :-		Man	Tir	Ons	Tor	Fre	Lør	Søn

Smerteområde

Start	Slut

Varighed

Kropssted

Foran	Bagved
Venstre	Højre

Alvorlighed									
1	2	3	4	5	6	7	8	9	10

Start	Slut

Varighed

Kropssted

Foran	Bagved
Venstre	Højre

Alvorlighed									
1	2	3	4	5	6	7	8	9	10

Start	Slut

Varighed

Kropssted

Foran	Bagved
Venstre	Højre

Alvorlighed									
1	2	3	4	5	6	7	8	9	10

Energi

☆ ☆ ☆ ☆ ☆

Aktivitet

☆ ☆ ☆ ☆ ☆

Søvn

☆ ☆ ☆ ☆ ☆

Andre symptomer	Udløsere	Hjælpeforanstaltninger

Kommentarer

Smerte Logbog

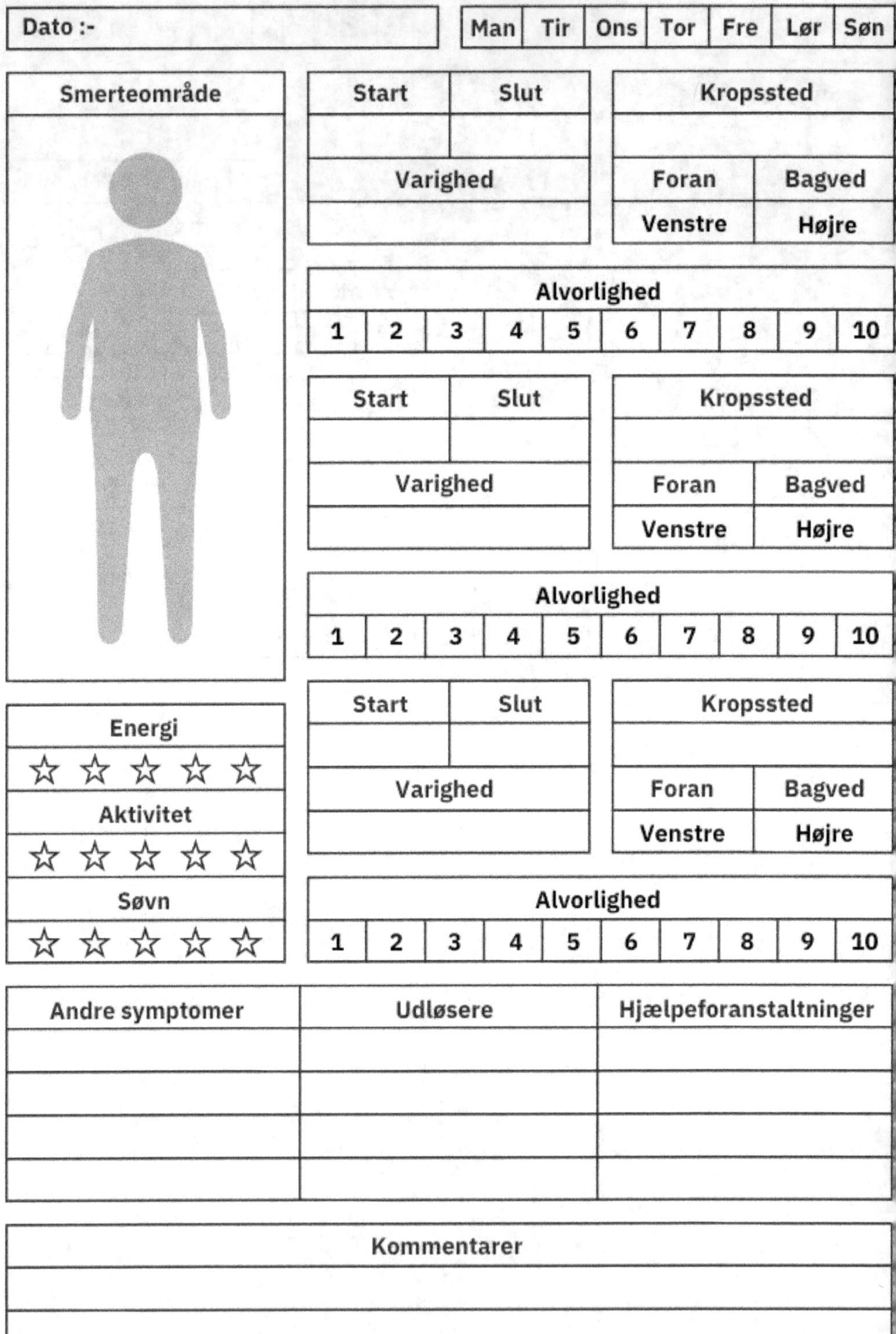

Dato :-			Man	Tir	Ons	Tor	Fre	Lør	Søn

Smerteområde

Start	Slut

Varighed

Kropssted	
Foran	Bagved
Venstre	Højre

Alvorlighed									
1	2	3	4	5	6	7	8	9	10

Start	Slut

Varighed

Kropssted	
Foran	Bagved
Venstre	Højre

Alvorlighed									
1	2	3	4	5	6	7	8	9	10

Start	Slut

Varighed

Kropssted	
Foran	Bagved
Venstre	Højre

Alvorlighed									
1	2	3	4	5	6	7	8	9	10

Energi
☆ ☆ ☆ ☆ ☆

Aktivitet
☆ ☆ ☆ ☆ ☆

Søvn
☆ ☆ ☆ ☆ ☆

Andre symptomer	Udløsere	Hjælpeforanstaltninger

Kommentarer

Smerte Logbog

Dato :-		Man	Tir	Ons	Tor	Fre	Lør	Søn

Smerteområde

Start	Slut

Varighed

Kropssted

Foran	Bagved
Venstre	Højre

Alvorlighed

1	2	3	4	5	6	7	8	9	10

Start	Slut

Varighed

Kropssted

Foran	Bagved
Venstre	Højre

Alvorlighed

1	2	3	4	5	6	7	8	9	10

Start	Slut

Varighed

Kropssted

Foran	Bagved
Venstre	Højre

Alvorlighed

1	2	3	4	5	6	7	8	9	10

Energi

☆ ☆ ☆ ☆ ☆

Aktivitet

☆ ☆ ☆ ☆ ☆

Søvn

☆ ☆ ☆ ☆ ☆

Andre symptomer	Udløsere	Hjælpeforanstaltninger

Kommentarer

Smerte Logbog

Dato :-		Man	Tir	Ons	Tor	Fre	Lør	Søn

Smerteområde

Start	Slut

Varighed

Kropssted	
Foran	Bagved
Venstre	Højre

Alvorlighed

1	2	3	4	5	6	7	8	9	10

Start	Slut

Varighed

Kropssted	
Foran	Bagved
Venstre	Højre

Alvorlighed

1	2	3	4	5	6	7	8	9	10

Start	Slut

Varighed

Kropssted	
Foran	Bagved
Venstre	Højre

Alvorlighed

1	2	3	4	5	6	7	8	9	10

Energi

☆ ☆ ☆ ☆ ☆

Aktivitet

☆ ☆ ☆ ☆ ☆

Søvn

☆ ☆ ☆ ☆ ☆

Andre symptomer	Udløsere	Hjælpeforanstaltninger

Kommentarer

Smerte Logbog

Dato :-		Man	Tir	Ons	Tor	Fre	Lør	Søn

Smerteområde

Start	Slut

Varighed

Kropssted	
Foran	Bagved
Venstre	Højre

Alvorlighed									
1	2	3	4	5	6	7	8	9	10

Start	Slut

Varighed

Kropssted	
Foran	Bagved
Venstre	Højre

Alvorlighed									
1	2	3	4	5	6	7	8	9	10

Start	Slut

Varighed

Kropssted	
Foran	Bagved
Venstre	Højre

Alvorlighed									
1	2	3	4	5	6	7	8	9	10

Energi

☆ ☆ ☆ ☆ ☆

Aktivitet

☆ ☆ ☆ ☆ ☆

Søvn

☆ ☆ ☆ ☆ ☆

Andre symptomer	Udløsere	Hjælpeforanstaltninger

Kommentarer